食物妙用

王君／王惟恒○编著

国医大师 李济仁○主审

U0247010

妙用枸杞治百病

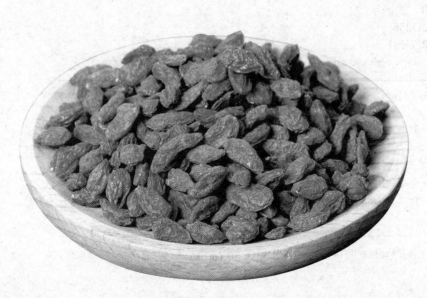

中国科学技术出版社
·北 京·

图书在版编目（CIP）数据

妙用枸杞治百病 / 王君，王惟恒编著．—北京：中国科学技术出版社，2017.3
（2024.6 重印）

ISBN 978-7-5046-7345-9

Ⅰ．①妙… Ⅱ．①王… ②王… Ⅲ．①枸杞—中药疗法 Ⅳ．① R282.71

中国版本图书馆 CIP 数据核字（2016）第 312204 号

策划编辑	焦健姿　王久红
责任编辑	焦健姿　黄维佳
装帧设计	华图文轩
责任校对	龚利霞
责任印制	徐　飞

出　　版	中国科学技术出版社
发　　行	中国科学技术出版社有限公司
地　　址	北京市海淀区中关村南大街 16 号
邮　　编	100081
发行电话	010-62173865
传　　真	010-62173081
网　　址	http：//www.cspbooks.com.cn

开　　本	850mm×1168mm　1/24
字　　数	89 千字
印　　张	6.5
版　　次	2017 年 3 月第 1 版
印　　次	2024 年 6 月第 8 次印刷
印　　刷	河北环京美印刷有限公司
书　　号	ISBN 978-7-5046-7345-9/R · 1973
定　　价	39.00 元

活 学 巧 用 食 材　　妙 治 各 科 百 病

《食物妙用系列丛书》
丛书编委会

主 审　国医大师　**新安**　**李濟仁**

主 编　王惟恒　李 艳

副主编　杨吉祥　张卫阳　王 君

编 委　王 君　王 芳　王惟恒　石振钟

　　　　李 艳　张卫阳　汪 文　杨吉祥

　　　　胡 芳　黄 芳　董海燕　谭洪福

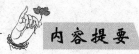

内容提要

枸杞是不可多得的药食两用保健佳品，可滋肾润肺、养肝明目。本书系统介绍了枸杞的性味、功效、药养常识及多种疾病的枸杞疗法，列举了近200首巧用枸杞防病治病良方。本书凸显"简、便、廉、验"之特色，非常实用，是一部最适合咱老百姓养生保健用的中药科普书。

活学巧用食材　妙治各科百病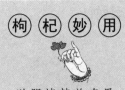

枸　杞　妙　用

序

滋阴填精益寿果
养肝明目红宝石

　　《食疗本草》一书将枸杞子列为"水果鲜果"类食品，其实枸杞一身都是宝，还有很高的药用价值，诚为药食俱佳之品。本书内容丰富，切合实用，寓知识性、趣味性、实用性于一体，有益于养生保健、防病治病。

　　全书精选枸杞养生方、治疗方200余首，所选验方力求方出有据，疗效可靠，取材容易，价格低廉，便于家庭操作，以便让枸杞真正发挥有病治病、无病强身的功效。

李济仁

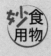 

前　言

　　枸杞，素有"宝树""药树"的美称，嫩茎和叶作蔬菜，而以枸杞果实（枸杞子）、根皮（地骨皮）入药。古人云，"一年四季吃枸杞，人可与天地齐寿"，因此，又有"地仙"之称。它的药用与食疗价值由此可见一斑。

　　枸杞子自古被视为延年益寿的佳品，故有"却老子"之美誉；又因其能益精明目，因而又有"明眼子"之称。古医药文献中谓："枸杞子滋阴，不致阴衰；兴阳，常使阳举。"故古谚云："离家千里，勿食枸杞。"这说明它有添精兴阳的作用。《本草纲目》记载："久服坚筋骨，轻身不老，耐寒暑……补精气诸不足，益颜色，明目安神。"

　　药理研究表明，枸杞子富含甜菜碱、胡萝卜素、多种维生素、多糖、粗脂肪、粗蛋白、维生素 B_1、维生素 B_2、维生素 C、烟酸及多种微量元素，有降低血压，降低胆固醇和防止动脉硬化的功能，并能保护肝细胞，促进肝细胞的新生，改善肝功能，对慢性肝炎、中心性视网膜炎、肺结核、糖尿病、神经衰弱等病症均有良好的防治作用。此外，枸杞子还可兴奋大脑神经、增强免疫功能、防治癌症、抗衰老和美容等功效，对人体健康起着极其有益的作用。

枸杞子虽无人参之名望，虫草之尊贵，但无论男女老幼、贵贱贫富，识之者众，用之者众，是一味天赐的百姓良药。枸杞子药食俱佳，除了入药，还有多种吃法。如用枸杞子泡茶喝，煎汤饮服，浸酒常饮，配制药膳及以相应的食物而制作的健身祛病菜肴可谓丰富至极。

枸杞全身都是宝，《本草纲目》载："春采枸杞叶，名天精草；夏采花，名长生草；秋采子，名枸杞子；冬采根，名地骨皮。"枸杞叶（头）是餐桌上的佳蔬良药，具有补虚益精、清热止渴、祛风明目的功效，它富含甜菜碱、芦丁及多种氨基酸和微量元素等，常饮枸杞叶茶具有养肝明目、软化血管等保健功效。地骨皮有解除肌肤虚热和凉血止血的作用，是临床上最常用的清虚热药，应用非常广泛。

本书分上、下两篇，上篇介绍了枸杞及其根皮、茎叶的性味、功效及药养常识等，下篇介绍了多种疾病的枸杞疗法，列举了近200首巧用枸杞防病治病良方，凸显"简、便、廉、验"之特色，对于每一个家庭都非常实用，诚为广大读者防病强身、康复养生的良师益友。

王惟恒

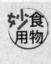
活学巧用食材 妙治各科百病

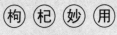

目 录

滋阴填精益寿果
养肝明目红宝石

性 味 · 功 效 · 选购贮藏 · 食养与药养常识 · 防病治病良方

上篇 枸杞妙用纵横谈

下篇　妙用枸杞治百病

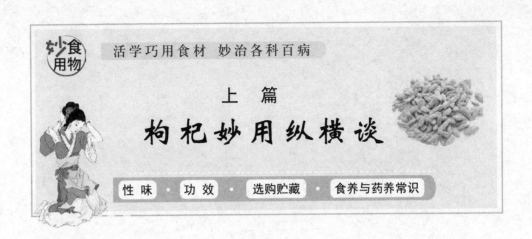

活学巧用食材 妙治各科百病

妙食用物

上 篇
枸杞妙用纵横谈

性 味 · 功 效 · 选购贮藏 · 食养与药养常识

【医家论述】

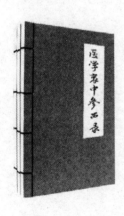

　　枸杞子：味甘多液，性微凉。为滋补肝肾最良之药，故其性善明目，退虚热，壮筋骨，除腰痛，久服有益，此皆滋补肝肾之功也。乃因古有隔家千里，勿食枸杞之谚，遂疑其能助阳道，性或偏于温热。而愚则谓其性决不热，且确有退热之功效，此从细心体验而得，原非凭空拟议也。

——清·张锡纯《医学衷中参西录》

上篇

枸杞妙用

纵　横　谈

美丽的传说——枸杞名称的由来

　　相传，战国时期，在秦国境内黄河南岸，香山北麓的平原上，有一青年农夫，乳名狗子，以农耕为业，娶妻杞氏。杞氏勤而贤惠。夫妻日出而作，日落而息，奉养老母，倒也勉强度日。时秦吞并六国，倾国之男丁，拓疆征战，狗子被召戍边。

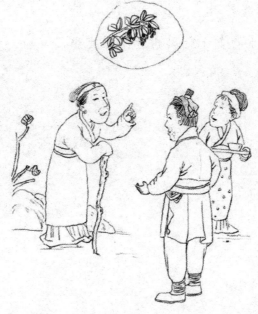

　　狗子戍边有功，十年后衣锦还乡，却已是满脸须发。路见家乡正

闹饥荒，田园荒芜，路人乞讨，饿殍遍地，众乡邻面黄肌瘦。狗子甚为惶恐，不知老母与妻子现状如何，便急匆匆赶到家中。但见老母发丝如银，神采奕奕，妻子面色红润，不像路人饥饿之状，甚为惊讶！狗子拜过老母，即询问妻子说："路见乡邻皆饥，唯独老母与你面有容光，身壮饱满，这是什么原因呢？"妻子回答说："自你从军后，我终日劳作，勉为生计，去年至今年这两年，蝗灾涝害，颗粒无收，吾采山间红果与母充饥，方免其饿。"母亲也在一旁说："我若非你媳妇采红果与我充饥，命早已休矣！"狗子喜泣，对妻更为敬之。邻人闻之，争相采食，谓之枸杞食。

后人发觉狗子的妻子杞氏所食红果有滋阴补血、养肺健胃之药用功效，故改其名称为枸杞子。

枸杞让您留住青春美色

　　枸杞的传奇文化是神化了的文化，可见枸杞在百姓心目中的地位。中国历史的各个时期都有枸杞的传奇文化。古人认为常食枸杞可以"留住青春美色""与天地齐寿"，因此，枸杞花被称为"长生花"，枝条被称为"仙人杖""西王母杖"。当时，秦始皇为了长生不老，费尽心机寻求长生之药，宫中被视为三大处方秘药的"返老还童丸""七宝美髯丹""延龄固本丸"中，都将枸杞作为主要成分之一。五代时出现的《续仙传》载："朱孺子见溪侧二花犬，逐入于枸杞丛下。掘之得根，形如二犬。烹而食之，忽觉身轻。"说的就是服食枸杞根可轻身延年。宋徽宗时，顺州筑城，民工们在土中挖到枸杞的根，其外形如犬，立即献入宫中，这就是传说中的千岁枸杞。

　　相传，唐代润州有个开元寺，寺里有一口井，突然从此井口冒出两缕青烟，继而又从井中窜出两条巨龙，在井的上空昂首摆尾，翻滚了一阵子后，回头向井内吐了两颗红色耀眼的龙珠，然后便腾云驾雾、摇头摆尾直奔东海而去。龙珠在井中变成了两棵大枸杞树，树根扎在

妙用枸杞治百病
滋阴填精益寿果 养肝明目红宝石

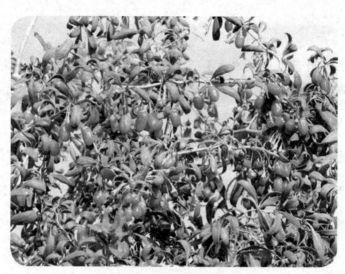

◇ 枸杞植物原生态

井壁的砖缝里。此树长了多少年谁也说不清，只知它粗壮的茎干和灰白色的枝条沿井壁下垂，长达2米余，枝繁叶茂，好像两条意欲向上腾飞的巨龙，故乡民称枸杞为龙树。居住此地的居民世世代代饮用此水，人们大都长寿。久而久之，乡民们给该村起了一个吉祥的名字叫长寿村。唐代文学家刘禹锡有诗赞曰："僧房药树依寒井，井有清泉药有灵。翠黛叶生笼石甃（音zhòu。以砖瓦砌的井壁），殷红子熟照铜瓶。枝繁本是仙人杖，根老能成瑞犬形。上品功能甘露味，还知一勺可延龄。"

唐朝《保寿堂方》载地仙丹云："昔有异人赤脚张，传此方于猗氏县一老人，服之寿百余，行走如飞，发白返黑，齿落更生，阳事强健。此药性平，常服能除邪热，明目轻身。春采枸杞叶（名天精草），夏采花（名长寿草），秋采子（名枸杞子），冬采根（名地骨皮），并阴干，用无灰酒浸一宿，晒露四十九昼夜，取日月精华之气，待干为末，炼蜜丸如弹子大，每早晚各服一丸，以隔夜百沸汤下。"

枸杞有延年益寿之功。《太平圣惠方》载：古时有一使者去河西出差，路逢一"年少"女子，却正在打一个年约八九十岁的老人，使者深感奇怪，问其女子："此老人是何人？"女子曰："我曾孙。""打之何故？"他不肯食枸杞，致使年老不能行步，所以处罚。"使者遂问："你今年几岁？"女子回答："三百七十二岁。"使者听后非常惊异，忙问："何法能得如此高寿？"女子说："我没有什么神秘方法，只是常年服枸杞子，它可以使人与天地齐寿。"使者听罢，急忙记录了下来，并称为神仙服枸杞法。

这个故事，具有明显的传奇色彩。枸杞子虽然并没有使人寿至三百余岁那么"奇"，但将本品当做一种健身延年药，确实有一些道理。枸杞子健身延年、抗衰老的作用，古今多有论述。《本草经疏》认为："枸杞子，润而滋补……专于补肾、润肺、生津、益气，为肝肾真阴不足，劳乏内热补益之要药。"《食疗本草》说它有"坚筋耐老"的作用。

上 篇

枸杞妙用
（纵）（横）（谈）

百家盛赞枸杞功

★ 枸杞子

【释名】枸杞子为茄科植物枸杞的成熟果实。处方名有枸杞、枸杞子、甘杞子、枸杞果、杞果、杞子、西枸杞、北枸杞、甘枸杞、宁枸杞、宁夏枸杞、宁夏杞子等。

【性味归经】甘，平。入肝、肾经。

【功能主治】滋补肝肾，明目：用于肝肾不足，头晕目眩，视力减退，腰膝酸软，遗精，消渴；润肺：治阴虚咳嗽。

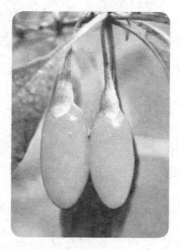

【用法用量】煎汤，6～12克；熬膏、浸酒或入丸、散。

【注意事项】正在患感冒发热、炎症、腹泻者最好勿食。

　　枸杞子在中药学中归属于补阴药。枸杞子是一味常用的补肝益肾中药，中医常常用枸杞子来治疗肝肾阴亏、腰膝酸软、头晕、健忘、遗精等病症。现代医学研究证明：枸杞子有免疫调节、抗氧化、抗衰老、

抗肿瘤、抗疲劳、降血脂、降血糖、降血压、补肾、保肝、明目、养颜、健脑、排毒、保护生殖系统、抗辐射等功能。枸杞子尤其在增强性功能方面具有独特的作用。对于肾虚的人，枸杞子无疑是最受欢迎的美味与妙药。

滋补肝肾的"却老子"

枸杞子是常用的营养滋补佳品，在民间常用其煮粥、熬膏、泡酒或同其他药物、食物一起食用。枸杞子自古就是滋补养人的上品，有延衰抗老的功效，所以又名"却老子"。

现代医学研究表明，枸杞子含有胡萝卜素、甜菜碱、天仙子胺、酸浆果红素、隐黄质、东莨菪碱、维生素 A、维生素 B_1、维生素 B_2、维生素 C、多糖、牛磺酸、γ-氨基丁酸和钙、磷、铁等微量元素。枸杞子在临床上应用广泛，有多方面的医疗保健作用。

枸杞子常用于肝肾阴虚诸证。《本草经疏》说它"为肝肾真阴不足、劳乏内热补益之要药"。肾阴亏虚，肝血不足，引起腰膝酸软、头晕、耳鸣、遗精等症，宜用枸杞子。《古今录验方》所载滋肾养肝的名方枸杞丸，就以枸杞子为主，配伍地黄和天冬。若肝肾阴亏，虚阳上亢而致头晕目眩，常与桑叶、菊花、牡蛎等同用；若肝肾阴虚，肝体失养，疏泄失常，

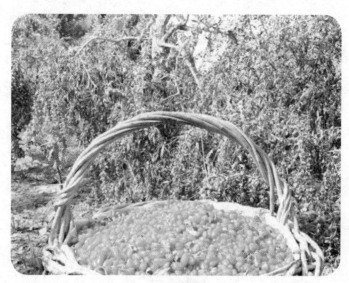

◇ 枸杞鲜果

胁肋隐痛，咽干口燥，舌红少津，常与沙参、麦冬、当归、川楝子配用，方如一贯煎。

历代养生家、医学家都很看重枸杞子的补养功效。早在《神农本草经》中就指出"久服坚筋骨"；《本草经集注》和《名医别录》都说枸杞子擅长"补益精气"；《食疗本草》也载其"能益人，去虚劳"。

南北朝的葛洪、陶弘景，唐代的孙思邈、孟诜，都是医林寿星，他们都喜欢喝枸杞酒。唐朝宰相房玄龄，操劳过度，身心衰惫，后来坚持食用枸杞银耳羹，也收到了保健强身的良好效果。明代邵应节献给嘉靖皇帝的补养名方七宝美髯丹，其中就有枸杞子这一宝。还有一些长寿名方如龟龄集、龟鹿膏、二仙胶等方剂中都有枸杞子。清代慈禧太后服食的益寿膏、长春益寿丹，枸杞子就是其中的重要药物；而清朝乾隆皇帝服的"清宫寿桃丸"也是由枸杞子、益智仁、生地黄、核桃、天冬等药物组成，是清宫颐养之主方。

　　老年人肝肾阴虚，睡眠不安，食用枸杞子，有养阴安神的功效。近代名医张锡纯，在《医学衷中参西录》中谈到他的亲身体验：50岁以后，夜晚每次醒来，都自觉心中发热，必须喝几口凉水才能再睡，一个晚上几乎喝完一壶水。后来，他思量这是自己阴分不足、阳分偏亢，而枸杞子擅长补阴，便每晚睡前嚼服一两，果然夜晚睡觉安稳，凉水也饮得少了。

　　现代研究认为，枸杞子能提高机体免疫功能，增强机体适应调节能力。食用枸杞子可以扶正固本和扶正祛邪。不但增强机体功能，促进健康恢复；而且能提高机体的抗病能力，抵御病邪的侵害，增强机体对各种有害刺激的适应能力。枸杞子能有效地增强各种脏腑功能，改善大脑功能和对抗自由基，具有明显的延缓衰老作用。药理研究也证实，枸杞多糖对小鼠T、B淋巴细胞因子呈双向调节作用；枸杞子提取液可明显抑制小鼠过氧化脂质生成，并使血中谷肽过氧化物酶活力和红细胞超氧化物歧化酶活力增高，这些都提示枸杞子有抗衰老作用。

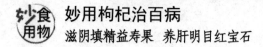

益精明目的"明眼子"

枸杞子尤其擅长明目，所以俗称"明眼子"。李时珍在《本草纲目》中把枸杞子的主要功效归纳为"滋肾、润肺、明目"，简明扼要，符合实际。《本草经疏》载："老人阴虚者十之七八，故服食家（视枸杞子）为益精明目之上品。昔人多谓其能生精益气，除阴虚内热明目者，盖热退则阴生，阴生则精血自长，肝开窍于目，黑水神光属肾，二脏之阴气增益，则目自明矣。"大诗人陆游到年老时，因肾气渐亏，肝肾之阴不足，常两目昏花，眼力不济，故又以枸杞子为粥、为羹常食，为此，还留下了"雪霁茅堂钟馨清，晨斋枸杞一杯羹"的诗句。

"要想眼睛亮，常喝枸杞汤"。历代医家治疗肝血不足、肾阴亏虚引起的视物昏花和夜盲症，常常使用枸杞子。著名方剂杞菊地黄丸，就以枸杞子为主要药物。民间也习用枸杞子治疗慢性眼病，枸杞蒸蛋就是简便有效的食疗方。

滋补药中的"红宝石"

枸杞6—7月生小红花，结红果，形微长如枣核，色红圆润，其味香甜，堪与红宝石媲美，故有人把它喻为中药之中的"红宝石"。这并非仅以美称之，而是它的药用价值犹如红宝石之珍，因为它不仅能补益肝肾，而且能润肺养阴。肺阴亏虚，经常干咳，也宜使用枸杞子，可与麦冬、知母、贝母等养阴润肺药配伍。

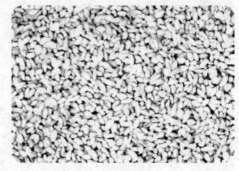

◇ 枸杞子

古代医家用枸杞子治内热消渴，现代用于治疗糖尿病确有良效。《神农本草经》载它治"热中消渴"。《本草正》言枸杞子"善补劳伤，尤止消渴"。《本草求真》载："枸杞，甘寒性润。诸书皆载祛风明目，强筋健骨，补精壮阳，然究因于肾水亏损，服此甘润，阴从阳长，水至风息，故能明目强筋，是明指为滋水之味，故书又载能治消渴。"现代研究发现，枸杞子提取物可显著而持久降低大鼠血糖，增加糖耐量，且毒性较小。用于治消渴，可单味嚼服或泡茶饮，或配伍生地黄、黄芪、天冬、山药等水煎服。

◎ 枸杞子增强性功能

我国民间流传甚广的"君行千里，莫食枸杞"的谚语，就是讲枸杞子具有很强的激发性功能的作用，对离家远行的青年男、女不宜。但是，对于在家的男女和那些性功能减弱的人来说，多食枸杞子或其制品，又是非常必要的。现代研究，枸杞子能显著提高人体血浆睾酮素含量，达到强身壮阳之功效，对于性功能减退有明显的疗效。如治肾阳不足，阳痿遗精，用附子、肉桂的同时，常加枸杞子，使"阳得阴助而生化无穷"。枸杞子对于少精症有提高精子数目和精子活力的作用，因此可以治疗男性不育症。

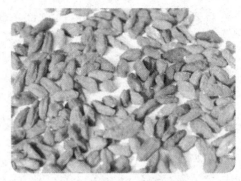

◇ 枸杞子（药材）

◎ 枸杞子降血脂、治疗高血压病

食用枸杞子可以显著降低血清胆固醇和三酰甘油的含量，减轻和防治动脉硬化，治疗高血压病。是冠心病患者的良好保健品。

◎ 枸杞子保肝补肾

枸杞子能抑制脂肪在肝细胞内沉积，并促进肝细胞的新生。枸杞子的有效成分枸橼酸甜菜碱具有治疗慢性肝炎、肝硬化等肝脏疾病的作用，有很好的疗效。枸杞子又有明显促进造血细胞增殖的作用，可以使白细胞数增多，增强人体的造血功能。

◎ 枸杞子抗疲劳

《神农本草经》言"久服坚筋骨，耐寒暑"。枸杞子能显著增加肌糖原、肝糖原的贮备量，提高人体活力，有抗疲劳的作用。枸杞子能提高人体的适应性防御功能，使人遇到如缺氧、寒冷、失血等伤害性刺激时忍耐承受能力增强。

◎ 枸杞抗癌

枸杞子对癌细胞的生成和扩散有明显的抑制作用，当代实验和临床应用的结果表明；枸杞叶代茶常饮，能显著提高和改善老年人、体弱多病者和肿瘤病人的免疫功能和生理功能，具有强壮机体和延缓衰老的作用。对癌症患者配合化疗，有减轻毒副作用，防止白细胞减少，调节免疫功能等疗效。

◎ 枸杞子美容肌肤

很多人都不知道常吃枸杞子可以美容。枸杞子可以提高皮肤吸收营养的能力，另外，还能起到美白作用。枸杞子对银屑病有明显疗效，对其他皮肤病也有不同程度的疗效。

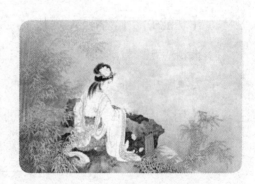

总之，枸杞子是一种不可多得的珍贵药食两用佳品。如果能结合各人的具体情况有针对性地采用适当的枸杞子配方，可以花很少的钱治疗许多疾病。就算没有明显的疾病，经常食用枸杞子对身体也有很好的保健作用。

上 篇

枸杞妙用
纵 横 谈

清肺凉血的地骨皮

★ 地骨皮

【释名】为茄科植物枸杞的根皮。
《药性论》称其为枸杞根皮。

【性味归经】性寒，味甘。入肺、肝、
肾经。

【功能主治】清虚热，泻肺火，凉血。
主治阴虚劳热，骨蒸盗汗，小儿疳积发热，
消渴，肺咳喘，吐血，衄血，尿血。

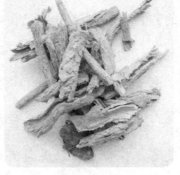

◇ 地骨皮（药材）

【用法用量】9 ～ 15 克。水煎服。

【注意事项】外感风寒发热及脾虚便溏者禁用。

　　枸杞的根皮称为地骨皮，清润入阴，降而微升，清虚热，泻肺火，
又能凉血，是临床上最常用的清虚热药。《本草述》载其功用尤多："主
治虚劳发热，往来寒热，诸出血证、鼻衄、咳血，咳嗽、喘，消瘅，中风，
眩晕，痉痫，腰痛，行痹，脚气，水肿，虚烦，心悸，健忘，小便不通，

赤白浊。"可谓功效不凡。

　　《药性歌括四百味》载："地骨皮寒，解肌退热，有汗骨蒸，强阴凉血。"是说地骨皮味甘，性寒，甘寒清润而入血分，有解除肌肤虚热和凉血止血的作用。治有汗的自骨髓透发而出的发热证，症见阴虚潮热、盗汗、劳嗽咳血和肺热咳嗽气喘、心烦口渴等症，并有降火凉血补阴的功效。此外，兼有生津止渴作用，还可用治内热消渴。

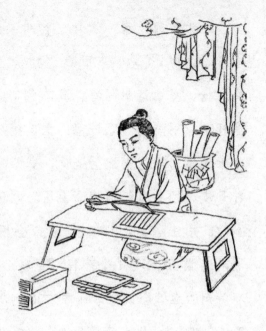

　　临床上，用地骨皮治骨节烦热有汗而因阴虚者，多与银柴胡、青蒿、知母、鳖甲等同用，共奏滋阴退虚热、除骨蒸之功。若治阴虚劳嗽、咳血盗汗者，又常与贝母、知母、百部、阿胶、百合等同用；而治肺热喘咳，则多与桑白皮、粳米、黄芩等同用。此外，与白茅根、大蓟、小蓟同用，可治血热吐衄尿血；与玉米须、山药、生地黄、天花粉同用，可治阴虚内热消渴；与生地黄、生茜草、生地榆等清热凉血药同用，又可治妇女血热月经先期。

　　近代研究发现，地骨皮含甜菜碱、β-谷甾醇及亚油酸及桂皮酸、多种酚类物质、地骨皮甲素、枸杞素 A、枸杞素 B 等。有解热、降血压、降血糖、降血清胆固醇、调节免疫、提高痛阈及兴奋子宫作用，对伤寒杆菌、甲型副伤寒杆菌、福氏痢疾杆菌等有较强的抑制作用。现代临床还常用地骨皮配生地黄、麦冬、天花粉等治疗糖尿病；配夏枯草、牡丹皮、豨莶草等治疗高血压。临床有报道，地骨皮治疗高血压确有显效。用法：每日用鲜地骨皮或全根 60 克（干品 30 克），水煎 2 次分服，连服 30 天为 1 个疗程。观察 1～3 期患者 36 例，显效（按 1964 年兰州心血管会议拟订标准）20 例，有效 5 例，无效 11 例。其中 I 期 3 例全部有效；III 期疗效最低，有效率 62%。疗效出现时间最快 4 小时，最慢 7 天。全部病例自觉症状均有不同程度的改善。无直立性低血压及其他不良反应。

枸杞妙用
纵 横 谈

佳蔬良药枸杞叶

★ 枸杞叶

【释名】为双子叶植物药茄科植物枸杞或宁夏枸杞的嫩茎叶。又名地仙苗、甜菜、枸杞尖、天精草、枸杞苗、枸杞菜、枸杞头。

【性味归经】苦、甘，凉。入心、肺、脾、肾四经。

【功能主治】补肝益肾，生津止渴，祛风除湿，活血化瘀。治虚劳发热，烦渴，目赤昏痛，障翳夜盲，崩漏带下，热毒疮肿。

【用法用量】内服：煎汤，鲜者 60 ～ 240 克；煮食或捣汁、外用：煎水洗或捣汁滴眼。

【用药忌宜】《药性论》："与乳酪相恶。"

　　早在明代，李时珍在《本草纲目》中提到"春采枸杞叶，名天精草"，这里所说的天精草就特指"根茎与花实，收拾无弃物"的枸杞叶嫩芽。中医学认为，枸杞叶"甘平而润"，《本草汇言》中赞它"能使气可充，血可补，阳可生，阴可长，风湿可去，有十全之妙焉"。

妙用枸杞治百病

滋阴填精益寿果 养肝明目红宝石

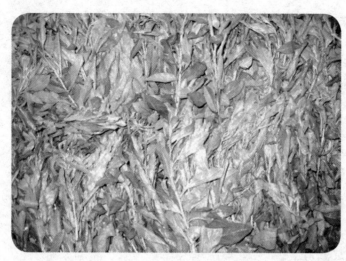

◇ 枸杞头

我们的祖先食用枸杞头至少有 3000 年历史了,《诗经》里就有"陟彼北山,言其采杞"的诗句,形象地记述了他们在荒原上采集枸杞的情况;《山海经》中也有"虖勺之山,其下多杞"的记载;唐代诗人陆龟蒙曾在居室前后栽植枸杞,每到"春苗滋生",就"采撷供左右杯案",且写过一篇质朴清新的《杞菊赋》记录食之乐趣。苏东坡也曾种过枸杞,黄庭坚更是给予枸杞头极高评价:"仙苗寿日月,佛界承露雨。"不是十分喜好,是不会写出这种句子的。明·徐光启《农政全书》载:"枸杞头,生高丘,实为药饵出甘州,……饥人饱食为珍馐。救饥,村人呼为甜菜头。"明代王世懋在《瓜蔬疏》中称"枸杞苗,草中之美味",枸杞是百草(中药)里的上品,其苗又如此鲜美,怎不叫人赞赏!王磐的《野菜谱》里称"枸杞头……饥人饱食如珍馐"。古典名著《红楼梦》里薛宝钗喜吃"油盐炒枸杞芽",这道菜成了大观园姑娘们的美容菜。

　　新中国成立后,郭沫若长期担任中国科学院院长等要职,配有一流厨师,生活条件优裕,但仍对枸杞头等佳蔬情有独钟。他所居住院子的土山上种有枸杞,通常在春初刚萌新芽之际,郭老即叫人去掐嫩尖,洗净后略焯一下,捞出加些盐、蒜等配料即可食,他甚至连焯枸杞头的水都舍不得倒,要喝掉;有时则用酱油、醋、香油和麻酱拌食;或者用葱、姜、蒜炝锅,下枸杞嫩尖翻炒,烹少许料酒,清炒后亦别有风味。苏州老作家周瘦鹃,既爱养护花草又精于美食,他栽种枸杞,春日享食嫩芽、秋天品尝红果,一举两得也。周瘦鹃谈枸杞头,评价是"清隽有味",真是简明精到的评价。枸杞头若不是风味上乘且独特,能得到这么多名人富人、更多的是老百姓们3000多年的青睐吗?不可能!

　　上海春日名菜佳蔬"生煸枸杞头"应当说是从古代的"油盐炒枸杞芽儿"拓展而来,取材清明节前后的枸杞嫩芽,和春笋丝、猪肉丝、水发香菇丝一起入旺油锅迅速煸炒,调以精盐、白糖、味精即成,枸杞头色泽暗绿,吃时苦涩,回味甘甜清香、脆嫩爽口。苏浙常用枸杞头和鸡同炖,亦鲜美异常。枸杞头做菜有一点须注意,其苦味系其隽永特色、有助养生,若需矫之,食前焯水拌食可除大部分,或烹调时加糖使其滋润。

枸杞头自古被认为是补虚益精、清热止渴、祛风明目的良药。《滇南本草》还说："枸杞尖做菜食，和鸡蛋炒吃，治少年妇人白带。"据分析，枸杞叶中主要含甜菜碱、胡萝卜素、抗坏血酸、亚油酸、天冬氨酸、谷氨酸、甲硫氨酸、牛磺酸等十几种人体必需氨基酸，且富含钙、铁、锌、硒、维生素 B_1、维生素 B_2、维生素 C 等多种人体必需的微量元素。枸杞叶可减轻性冷淡，健胃，护肝补肾，抑制肺结核，消除便秘，缓解失眠，调理低血压、贫血，治疗各种眼疾与口腔炎症，并且可以护肤养颜。长期食用，更是可以治疗体质虚寒，增强抵抗力，有一定的改善体质的作用。枸杞叶所含芸香苷、维生素 C、维生素 P 等，还有降血糖、降血压、降胆固醇、抗动脉粥样硬化及抗癌、抑制疮肿等作用，此外枸杞头还可减肥、增强人体免疫功能。

枸杞虽可人工培植，但枸杞头却不是四季可得之物，只有在春初才会萌芽，而且采摘的时间相对较短，稍老即刺手，当梗微硬即不宜食用，供人们取用的时间仅不到 1 个月，故尤足珍惜。

此外，用枸杞叶煎汤沐浴，还可美容健身，防治百病。《洞天保生录》载："正月一日，二月二日，三月三日，四月四日……以至十二月十二日，皆用枸杞叶煎汤洗澡。令人光泽，百病不生。"

上篇
枸杞妙用
纵 横 谈

枸杞养生益寿精方

 ## 金髓煎轻身延年

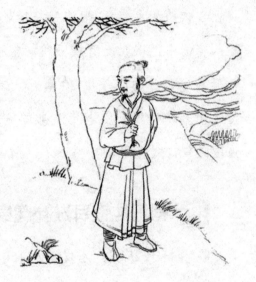

◎ 枸杞子逐日摘红熟者，不拘多少，以无灰酒浸之，蜡纸封固，勿令泄气。两月足，取入沙盆中擂烂，滤取汁，同浸酒入银锅内，慢火熬之不住手搅，恐粘住不匀。候成膏如饧，净瓶密收。每早温酒服两大匙，夜卧再服。百日身轻气壮，积年不辍，可以羽化也。（《本草纲目》）

按：据《饮膳正要》制备用法为：枸杞子 250 克，白酒 500 克。将枸杞子洗净，放白酒中浸泡。15 天后取出，放入盆中研碎。将酒和枸杞浆汁倒入白布袋中，绞取汁液。再将汁液放入铝锅中，先用武火烧开，后移文火上煎熬，浓缩至膏状时停火，稍凉，盛入瓷器内，封贮备用。

用法：食用时，早、晚各服 1 汤匙，用温酒冲服。填精补肾，延年益寿。适用于肾虚发白、肾精亏损等症。

地骨酒强壮益寿

◎ 枸杞根、生地黄、甘菊花各 50 克，糯米 1500 克，酒曲适量。将上 3 味药加水煎煮，取浓汁与糯米煮成干饭，待冷后，加入酒曲，拌匀，置入容器中，密封发酵成酒酿。根据各人的酒量，兑入米酒便可饮用。一般为每日 3 次，每次 20 毫升。功效：壮筋骨，补精髓，滋阴益肾，延年耐老。适用于中老年人身体虚弱，目暗多泪，视物不明，或有高血压眩晕，或见夏季身热不适，消渴等症。（《圣济总录》）

枸杞炖银耳滋补健身

◎ 枸杞子 25 克，水发银耳 150 克，冰糖 25 克，白糖 50 克。烹制方法：银耳洗净入温水中涨发 1 小时，除去杂质泡入清水中。汤锅置旺火中添水烧沸，放入冰糖、白糖烧沸后撇去浮沫，待糖汁清白时将银耳、枸杞子放入锅中，炖至银耳有胶质时，倒入大汤碗内。此汤羹汁浓稠，甘甜绵滑，滋补健身。

按：枸杞炖银耳是传统高级滋补名羹。相传西汉开国功臣张良看到刘邦大肆杀戮功臣名将，深感自危，决心急流勇退，辞官隐居山间后经常采集银耳炖食，以示清白。到了唐朝，开国功臣房玄龄、杜如晦都当上宰相，他们认为大丈夫不能只图个清白，如果死得有价值，抛头颅洒热血又有何妨？于是在炖银耳中加入枸杞子，寓意为人既要清白，又要不怕死，此汤羹由此留传至今。

益寿枸杞汤养血安神

◎ 银耳、枸杞子、龙眼肉各15克，冰糖15克。制法：银耳泡好，洗净，放入开水中烫一下，枸杞子洗净，龙眼肉切丁。银耳、枸杞子上屉蒸熟；锅置火上，注水烧开，加入冰糖使其溶化，然后加入银耳、枸杞子、龙眼肉煮开片刻即可。此汤有强身滋补、养阴润肺、补血安神的功效。

淮杞鸡汤健脾益肾

◎ 淮山药、枸杞子各25克，鸡1只（去毛、肠杂，洗净），田螺1个，姜、盐各适量。制法：螺入热水中浸一下，捞出后投入冷水中过凉。鸡入开水中氽一下，捞出待凉；淮山药、枸杞子洗净；锅置火上，注入适量清水煮开，放入鸡、螺、淮山药、枸杞子、姜，煮3小时，下盐调味即可食用。具有健脾益肾，填精强筋的效用。

乳鸽黄芪枸杞汤补肾益气

◎ 乳鸽 1 只（去毛、肠杂，洗净，切块），黄芪、枸杞子各 25 克，盐适量。制法：黄芪、枸杞子洗净，与鸽肉块一起用洁布包好待用；瓷盆注水，放入布包隔水炖熟，去药渣，加盐，吃肉喝汤。主治肾气亏损。用于老年人或久病体衰，肝肾不足，气血虚亏；消渴饮水。

吉庆枸杞美味更健胃

◎ 活青鱼 1 条，里脊肉 150 克，枸杞子 10 克，白萝卜 50 克，葱、姜、盐、味精、胡椒粉各适量。制法：青鱼去鳞除鳃去内脏，放入热油锅中，略煎两面，不可煎黄，捞出，沥油；里脊肉剁泥，塞入鱼肚内，再把鱼入热油锅中煸一下，放入萝卜丝、葱、姜、高汤烧开后改用小火煮 3 分钟，放入味精，盛入大碗，撒上胡椒粉；枸杞子洗净，入开水中烫一下，沥干撒入碗中即可。具有补胃健脾的功用。

杞圆膏补肝肾益精血

◎ 枸杞子、龙眼肉各等份。加水，用小火多次煎熬至枸杞子、龙眼肉无味，去渣继续煎熬成膏。每次1～2匙，沸水冲服。源于《摄生秘剖》。本方用枸杞子补肾、益精血，龙眼肉养血安神、益智。用于肝肾不足，血不养心，腰膝酸软，头晕耳鸣，心悸健忘等症。

杞精膏延年抗老

◎ 枸杞子、黄精各等份。加水，以小火多次煎熬，去渣浓缩后，加蜂蜜适量混匀，煎沸，待冷备用。每次1～2匙，沸水冲服。源于《遵生八笺》保镇丹田二精丸方。枸杞子、黄精均为古代用以延年抗老的常用药物，配伍应用，有较好的补肝肾、益精血作用。原方谓："常服助力、固精；补镇丹田，活血驻颜……"故早衰、肝肾精血不足、腰酸体倦、耳鸣头晕、健忘、容颜衰减等均可服用。

枸杞黄芪炖甲鱼补中益气

◎ 枸杞子、黄芪各25克，甲鱼250克。制法：枸杞子洗净，黄芪切片用纱布包好，甲鱼洗净切细；取锅置火上，加水适量，放入甲鱼、枸杞子、黄芪，大火烧开，小火炖熟，加盐即可。有补中益气的功用，适用于气虚多汗，病后体弱者调补。

枸杞山药甲鱼汤补养精血

◎ 甲鱼1只(重约800克),枸杞子、山药各30克,大枣10枚,料酒、精盐、味精、葱段、姜片、香油各适量。将甲鱼宰杀,去内脏,放入热水浸泡后,去黑膜,去背壳,切成6块,下沸水锅汆去血水,捞出,用冷水冲洗干净;将山药、枸杞子、大枣分别洗净。锅中注入适量清水,加入甲鱼块、山药、枸杞子、大枣、料酒、精盐、葱、姜,置大火上烧沸,改用大火炖至甲鱼肉熟烂,拣去葱、姜,撒味精,淋香油,即可出锅。用法:食甲鱼肉,饮汤。不拘量。功效:健身,固肾,补养精血。常食能强身、润肤、乌发、延缓衰老。

 ## 枸杞蒸羊脑补脑益智

◎ 枸杞子50克,羊脑1具。放入容器,加食盐、葱、姜、料酒,隔水蒸熟。食用时加味精少许即可。功效:补脑益智。用于神经衰弱,记忆力减退,眩晕耳鸣,腰膝酸软。

 ## 枸杞龙眼粥养血安神

◎ 枸杞子10克,龙眼肉15克,大枣4枚,粳米100克,洗净加水熬粥食用。对血虚失眠效果较好。

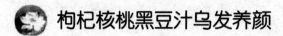

枸杞核桃黑豆汁乌发养颜

◎ 枸杞子 60 克，核桃仁 12 个，小黑豆 100 克，加水熬煮取浓汁，置于冰箱内，每日早、晚各服 30 毫升。用于肾精不足，须发早白。

枸杞地黄饮养阴美容颜

◎ 枸杞子 500 克，生地黄 150 克。共研细末，每次服 15 克，每日 3 次，开水冲泡服。功能：滋阴补肾，美容养颜。

枸杞烧鲫鱼有利于减肥

◎ 鲫鱼 1 尾，枸杞子 12 克，豆油、葱、姜、胡椒面、盐、味精各适量。烹制方法：将鲫鱼去内脏、去鳞，洗净，葱切丝，姜切末；将油锅烧热，鲫鱼下锅炸至微焦黄，加入葱、姜、盐、胡椒面及水，稍焖片刻；投入枸杞子再焖烧 10 分钟，加入味精即可食用。功效：枸杞子可防治动脉硬化，鲫鱼含脂肪少，有利于减肥。

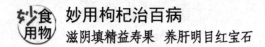
杞菊草鱼家常保健佳肴

◎ 草鱼1尾（约750克），宁夏枸杞子15克，鲜菊花瓣30克，冬笋10克，火腿40克，生姜、葱白各15克，料酒30毫升，猪网油1张，胡椒粉、盐、味精各适量。制法：生姜切成薄片，葱洗净切长段，草鱼去鳞、鳃、内脏洗净，鱼体两边各划5刀，再用姜片、葱段、料酒、精盐腌渍30分钟；将猪网油铺在案板上，鱼摆在网油一端，火腿片、冬笋片、枸杞子、菊花瓣用一半，摆在鱼两边，然后用网油将鱼体包好，放入蒸笼上蒸30分钟，揭去猪网油装鱼入盘，撒上菊花即成。功用：补肝肾，明目，促进造血功能，增强免疫力，抗衰老，抗突变，抗肿瘤，保肝，降血糖，减肥等。可治疗慢性萎缩性胃炎、男性不育、妊娠恶阻、肥胖症、免疫力低下等。

枸杞核桃鸡丁补精养血

◎ 嫩鸡肉500克，枸杞子90克，核桃仁150克，调料适量。制法：将鸡肉洗净，切丁，加食盐、黄酒、味精、胡椒粉、蛋清、水生粉调匀上浆；另将食盐、味精、白糖、胡椒粉、鸡汤、麻油、水生粉调成芡汁备用。锅中放猪油中火烧至五成热时，下核桃仁，用温火炸透，再将枸杞子倒入，翻炒片刻即起沥油；锅中放猪油烧到五成热时，投鸡丁入锅快速滑散，即可盛起；锅内留余油，大葱、姜、蒜稍炒，再投鸡丁，接着将芡汁倒入速炒，随即投核桃仁和枸杞子，炒匀即成。功用：补肾强腰、明目益精。适用于精血不足，虚劳咳喘，目昏视矇，记忆力下降等。

草龙珠蜜汁枸杞子延年益寿

◎ 枸杞子、龙眼肉各20克，葡萄干50克，蜂蜜20克，菠萝200克。以上各种用净水冲净，入小碗加蜂蜜及适量水入蒸笼上蒸20分钟。当点心食用。常服延年益寿，充实正气，补气养血。

菊花枸杞茶老年保健佳品

◎ 杭菊花10克，枸杞子10克，将菊花、枸杞子放入大茶壶内，加入热开水，10分钟后便可饮用。菊花枸杞茶能预防和治疗各种眼病，对糖尿病、高血压、冠心病都有好处，最适宜老年人饮用。脾胃虚弱者应注意，在制作时放上几枚大枣，加强健脾作用。

参须枸杞茶益气生津

◎ 参须20克，枸杞子10克。将参须加入热水中煮开，再加入枸杞用小火煮约1分钟即可。也可以直接放入参须和枸杞用开水冲泡。

可防止衰老，补充元气，增加身体的抵抗力，增强抗癌细胞的活性，并能补脾益肺、生津、安神。

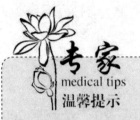

专家
medical tips
温馨提示

绿茶和枸杞子都可以分别用开水冲泡饮用，对人体很有益处。有不少人干脆就把它们放在一起冲泡。但是，绿茶里所含的大量鞣酸具有收敛吸附的作用，会吸附枸杞子中的微量元素，生成人体难以吸收的物质。餐馆里流行的八宝茶中也是既有绿茶又有枸杞，虽然绿茶的量比较少，但也不宜多喝。医学专家建议可以上午喝绿茶，开胃、醒神；下午泡饮枸杞子，可以改善体质、有利于睡眠。

枸杞酒壮肾益精

◎ 枸杞子 100 克，白酒 1000 毫升。将枸杞子洗净，浸入白酒中密封，浸泡 7 日后，即可饮用。每日 2 次，每次 10～20 毫升，早、晚空腹饮用。功能补虚，益精，祛寒，壮肾。适用于虚劳羸瘦，四肢无力，头目发昏，口燥舌干，失眠健忘，腰酸腿软，阳痿早泄等症。(《饮膳正要》)

按：枸杞子，性味甘平，入肝、肾、肺三经。其力在滋补肝肾，能聪耳明目，且可润肺保津。《本草经集注》谓其有"强盛阴道"之力，可益人，去虚劳，且久服轻身延年，好颜色。佐以酒服，滋下润上，行肝走肾，上肺荣面，令人面色红润，阴阳两旺，故适应于一般虚劳羸瘦的病人服用。

 ## 滋阴百补药酒阴阳双补

◎ 熟地黄、生地黄、制何首乌、枸杞子、沙苑子、鹿角胶各90克，当归、核桃仁、龙眼肉各75克，肉苁蓉、白芍、人参、牛膝、白术、玉竹、龟甲胶、白菊花、五加皮各60克，黄芪、锁阳、杜仲、地骨皮、牡丹皮、知母各45克，黄柏、肉桂各30克，白酒5000毫升。将前26味研成细末，入布袋，置容器中，冲入热白酒，密封，浸泡15天后即可取用。口服：每次温服15～30毫升，或适量饮用，每日早、晚各服1次。功能滋阴泻火，益气助阳。适宜于阴虚阳弱、气血不足、筋骨痿弱者服用，可改善由此引起的劳热（自觉午后发热）、形瘦、食少、腰酸腿软等症。体质偏于阴阳两虚者适宜饮用。有养生保健之功。（《林氏活人录汇编》）

 ## 延龄酒抗衰益寿

◎ 枸杞子120克，龙眼肉60克，当归30克，炒白术15克，大黑豆 175 克，白酒 3500 毫升。先将大黑豆捣碎，与其余 4 味药一起装入纱布袋，扎紧袋口，同白酒共置入容器中，密封浸泡 7 日以上即可服用。早、晚各 1 次，每次饮服 20 毫升。功能益阴养血，保健延龄。适用于面色萎黄，体质虚弱，失眠多梦，毛发枯槁。（《奇方类编》）

 ## 六神酒益精健脾悦颜色

◎ 枸杞子 150 克，生地黄 150 克，麦冬 80 克，人参 50 克，杏仁 80 克，白茯苓 60 克，白酒 1500 毫升。先将人参、白茯苓研成细末，过细箩后备用；再将麦冬、杏仁、生地黄、枸杞子捣碎，置砂锅中，加水 2500 毫升，煎取 1000 毫升。然后将药液与白酒混匀，置瓷坛中煮至约 2000 毫升，待冷后入净器中，并加入人参、白茯苓细末，密封，7 日后静置澄明，即可饮用。口服：每日 2 次，每次 20～30 毫升，早、晚空心温饮。（《偏方大全》）

按：方中生地黄、枸杞子补肝肾，益精血；人参、白茯苓补气健脾而利湿；麦冬、杏仁润肠胃，滑肌肤。诸药制酒，有补精髓，益气血，健脾胃，悦颜色的功效，颇适用于因精气亏损，气虚血弱引起的腰膝软弱，头晕遗精，面容憔悴，肌肤不泽，神倦食少及大便秘结等症。特别是对于中老年人脾虚不能运化水湿的食欲缺乏，大肠气滞的大便闭结不能下，及妇人产后虚弱，肠中津液不足的大便困难，疗效较为明显。

康壮酒轻身延年

◎ 枸杞子 45 克，菊花 45 克，熟地黄 45 克，肉桂 45 克，肉苁蓉 36 克，白酒 1500 毫升。先将前 5 味中药捣成碎块，用白纱布袋盛之，置于净器中，加入醇酒浸泡之，封口。春夏 5 日，秋冬 7 日开封，再加冷开水 1000 毫升和匀，装瓶备用。用法：不定时，不定量，空腹任意徐徐温饮，勿令致醉。本方中枸杞子、菊花、熟地黄均可补益肝肾；肉苁蓉、肉桂可温补肾阳。此药酒适用于肝肾不足、须发早白、身疲乏力、腰膝软弱之人。常人饮用，可轻身健体，延年益寿。（《古今药酒秘方全书》）

养血美颜茶养血滋阴润肌肤

◎ 枸杞子 6 克，青果 5 克，龙眼肉 5 克，冰糖适量。将前 3 味洗净，放入茶杯，加冰糖，用沸水冲泡。代茶饮用，每日 1 剂。功能养血滋阴。适用于美颜及皮肤保健，特别适用于阴虚、枯瘦、肌肤色泽不润之人饮用。常饮此茶能补虚损、长肌肉、益颜色，使气血充沛，容颜红润，精神饱满，美颜常驻不衰。（《家庭秘制药酒药茶》）

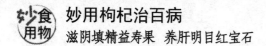
银杞护肤茶美容养颜

◎ 银耳（浸泡）9克，枸杞子
15克，冰糖适量。将银耳放入锅内，
加水适量，煮熟，加入冰糖、枸杞
子，煮沸即成。功能补肺肾，美容
颜，润肌肤。适宜于面色萎黄，皮
肤干燥，视物模糊者饮用。（《茶文
化及保健药茶》）

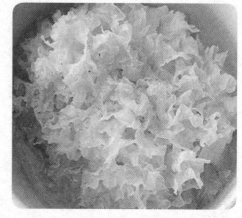

◇ 银 耳

枸杞菜猪肝瘦肉补血明目

◎ 枸杞菜320克，猪肝160克，猪肉（肥瘦）80克，鸡蛋1枚，
姜末3克，精盐3克。做法：枸杞菜摘叶将菜梗煎水，然后捞起，猪肝
和猪肉切片，鸡蛋搅匀。接着将用菜梗煎好的水加入姜末、猪肝、肉
片同煲5分钟，再加菜叶，鸡蛋加盐煮熟即成。功效：补血明目、清热
润燥、健胃清肠。

上篇

枸 杞 妙 用
纵 横 谈

教您鉴别枸杞质量

　　西枸杞　为宁夏枸杞的干燥成熟果实。呈椭圆形或纺锤形，略压扁，长 1.5～2 厘米，直径 4～8 毫米。表面鲜红色至暗红色，具不规则的皱纹，略有光泽，一端有白色果柄痕。肉质柔润，内有多数黄色种子；扁平似肾脏形。无臭，味甜，嚼之唾液染成红黄色。以粒大、肉厚、种子少、色红、质柔软者为佳。主产地宁夏，宁夏中宁产最佳，故称为中宁枸杞或宁夏枸杞。

　　津枸杞　又名津血杞、杜杞子。为植物枸杞的干燥成熟果实。呈椭圆形或圆柱形，两端略尖，长 1～1.5 厘米，直径 3～5 毫米。表面鲜红色或暗红色，具不规则的皱纹，无光泽。质柔软而略滋润，内藏多数种子，种子形状与上种略同。无臭，味甜。以粒大、肉厚、种子少、色红、质柔软者为佳。粒小、肉薄、种子多、色灰红者质次。主产河北。此外，河南、陕西、四川、山西、江苏等地亦产。

　　除上述品种外，尚有甘肃产的"甘州子"，为植物土库曼枸杞和西北枸杞的果实；新疆产的"古城子"，为毛蕊枸杞的果实，当地都做枸杞子使用。干燥果实为长圆形或卵圆形，长6～9毫米，直径2～4毫米，表面暗红色，有不规则的皱纹，无光泽。质略柔软，味甘而酸。

枸杞用冷水洗应不掉色，用热水洗有一点淡红的褪色，热水泡几分钟后也是一种很自然的褪色，比洗时略浓。枸杞洗后水呈浅红色属于正常现象，因为枸杞本身有天然色素（氨基酸、维生素等营养成分而形成）经过烘干或晒干后，色素沉淀在表皮，颜色黯淡，如果用水冲洗会出现浅红色。

 ## 怎样鉴别枸杞子是否被染色

正常的干枸杞子，表面呈紫红色，咀嚼后舌头上有黄色是正常的，口味甘甜，无酸味。如果枸杞水分很少，抓一把放手中揉搓后，枸杞表面会出现白色的磨痕。

颜色过于艳丽的枸杞很可能被硫黄熏过，选购时可以闻闻有没有酸味。枸杞经过硫黄熏蒸以后，虽然色泽鲜艳很好看，消费者容易上当，它已经改变了枸杞原有的成分，吃起来酸、苦涩、伴有恶心，对人身体有害，在兰州、西安、北京等各大城市的自由市场上大量出现过。中宁的枸杞泛有紫色，所以买枸杞要"买紫不买红。"

新鲜的枸杞子因产地不同而色泽有所不同，但颜色很柔和，有光泽、肉质饱满，而被染色的枸杞子多是往年的陈货，从感观上看肉质较差、无光泽，外表却很鲜亮，颜色暗红。特别是染色的枸杞子整个都是红色，连枸杞子蒂把处的小白点也是红色的，而正常枸杞尖端蒂处多为黄色或白色，用色素浸染过的枸杞蒂处则呈红色，用硫黄烘烤过的呈深褐色。

 ## 如何分辨野生枸杞与种植枸杞

现在，要买到真正的野生的食品、药材，几乎是不可能的了，主要是因为：一方面人类大规模地开发利用野生环境，使得野生动植物赖以生存的环境已经不复存在；另一方面供需矛盾太大，生长的东西少需要的人多。于是各种冒充野生的假货，样样都有、到处都有。野生枸杞也是假的多、真的少。一般地说，真正野生枸杞数量少、颗粒小、大小不完全一致、颜色略有深浅。这是由于成熟时间有先后的缘故。现在市场上所卖的，主要是人工种植的，产量高、大小整齐、颜色一致。功效应该差不多，因为还没有看到功效不好的报道。买的时候，不要买颜色太鲜艳、光亮的，而要买色泽自然的。也可以用唾沫检验一下，看看是否是染色的，以免上当受骗。

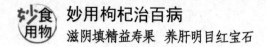

 # 如何鉴别优质的枸杞子

　　新鲜的枸杞子因产地不同而色泽有所不同，但颜色很柔和，有光泽、肉质饱满，而被染色的枸杞子多是往年的陈货，从感观上看肉质较差、无光泽，外表却很鲜亮，颜色暗红。特别是染色的枸杞子整个都是红色，连枸杞子蒂把处的小白点也是红色的，而正常枸杞子的蒂把处是白色的，即有一个小白点。宁夏枸杞粒显长圆形，味甘甜，后味微甘，色泽红润，泡水显清淡、裸粒轻、易上浮。新疆枸杞显圆形、极甜，色泽新鲜时红、后暗、易变软，粒重，泡水后水色红、易下沉。内蒙古枸杞显长圆形，味甜、色泽暗红、裸粒重、泡水微红、易下沉。国内一般以宁夏中宁产品质量最优。其鉴别方法为：真品枸杞子类纺锤形，略扁，长 6～21 毫米，直径 3～10 毫米，表面鲜红或暗红色，略具光泽，肉厚，味甜，微酸。

　　市场上常见的伪品枸杞子，为椭圆或类球形，两端略尖，长 3～10 毫米，直径约 5 毫米，表面无光泽，肉薄，味微甜酸略苦。曾有不法商贩用白矾水浸泡干燥的枸杞子，这种伪品对光照射，药材表面有闪烁的亮点，果实显胖大，质坚硬，手握扎手，表面有透亮的结晶物，口尝，有白矾的酸涩味。

如何储藏枸杞子

枸杞子含糖较多，湿度在 40% 以上，极易吸潮泛油、发霉和虫蛀，而且其成分的色质也极不稳定，容易变色，是中药材中较难保养的品种。普通的储藏方法很难使之妥善保管，达到防潮、防蛀、防闷热的目的。下列储藏方法可供选择。

◎ 酒精保管法

将枸杞子用酒精喷雾拌匀，然后用无毒性的塑料袋装好，排出空气，封口存放，随用随取。此种方法既可防止虫蛀，又可以使其色泽鲜艳如鲜品。

◎ 塑料袋真空保存法

在塑料袋中放入装有生石灰的小布袋，然后将去除杂质的枸杞子放入塑料袋中，密封塑料袋口，抽出袋空气，置阴凉处储存。应用此法，需随时检查，防止漏气。另外，石灰不可过多，应视枸杞子含水量和其他情况而定。

◎ 冷藏法

将枸杞子置于冰箱或其他的冷藏设备中 0 ～ 4℃保存，此法是简单、实用的储藏方法。

◎ 霉变处理方法

　　将霉变的枸杞子置于圆簸箕中，双手将结块者搓散，弃去严重变质者，喷淋适量白酒，湿润表面白斑处，双手搓除白斑，反复多次，直至无斑。然后用微火焙干，并常用手轻搓翻动，使之散发水汽，出锅过筛，然后密封保存。

　　由于中药材很多为生物原体，因而采收加工和储藏保管方法也各不相同。所以，对于容易发霉变质的药材要做到经常检查和晾晒，同时掌握不同的储藏特性，区分对待，严格保证药材的质量，使其充分发挥祛病保健的功效。

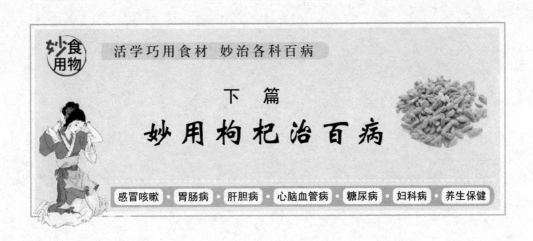

活学巧用食材 妙治各科百病

下 篇

妙用枸杞治百病

感冒咳嗽　胃肠病　肝胆病　心脑血管病　糖尿病　妇科病　养生保健

【医家论述】

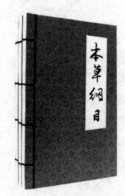

本草纲目

西河女子服枸杞法,根、茎、叶、花、实俱采用。则《本经》所列气、主治,盖通根、苗、花、实而言,初无分别也,后世以枸杞子为滋补药,地骨皮为退热药,始分而二之。窃谓枸杞苗叶,味苦甘而气凉,根味甘淡气寒,子味甘气平,气味既殊,则功用当别,此后人发前人未到之处者也。《保寿堂方》载地仙丹云:此药性平,常服能除邪热,明目轻身。春采枸杞叶,名天精草;夏采花,名长生草;秋采子,名枸杞子;冬采根,名地骨皮;并阴干,用无灰酒浸一夜,晒露四十九昼夜,待干为末,炼蜜丸,如弹子大。每日早、晚用一丸,细嚼,以隔夜百沸汤下。此药采无刺味甜者,其有刺者服之无益。

——明·李时珍《本草纲目》

妙用枸杞治咳喘

 ## 杏仁枸杞鸡蛋羹治肺炎咳嗽

◎ 杏仁 30 克，枸杞子 15 克，鸡蛋 2 枚，食用油、盐各适量。将杏仁、枸杞子洗净，鸡蛋磕破，共入碗中，搅匀。加水或米汤、盐、油各适量，入高压锅或电饭煲中隔水蒸熟即可。佐餐食用，每日 1 剂。功效：益气，养阴，止咳。用于肺炎气阴两虚，症见咳嗽、咳痰无力，病后体虚，气短乏力。

 ## 蛤蚧鱼鳔枸杞羹补气止喘

◎ 蛤蚧 1 对，鱼鳔 80 克，枸杞子 20 克，龙眼肉 20 克，淮山药 16 克，大枣 20 克，党参 20 克，姜 4 克，盐 4 克。将鱼鳔隔夜用水浸透，切块，用水洗净；蛤蚧擦去鳞片、去头、去爪用水洗净，切块。龙眼肉、淮山药、枸杞子、党参、生姜和大枣用水洗净。淮山药、党参切成片。生姜去皮，切片。大枣去核。将全部材料放入电子瓦煲内，加入开水，炖 5 小时。加入细盐调味，即可饮用。此汤补血强心、补气止喘、健脾、

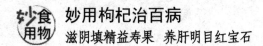

宁神。对身体虚弱、心肺气虚、呼吸无力、喘促、精神疲乏、气力不足、心悸不安、失眠、头晕眼花、耳鸣、面色苍白、食欲缺乏等症有帮助。平常人食用也有滋补强壮、健脾开胃的作用。

枸杞玉竹乳鸽煲治慢性支气管炎咳喘

◎ 枸杞子30克，玉竹40克，乳鸽1只，食用油、盐、料酒各适量。做法：将乳鸽去毛、去内脏，洗净，放沸水锅中去血水后捞出，切成块状。玉竹、枸杞子洗净装入布袋中，共入砂锅中。加清水适量，大火煮沸，打去浮沫后改用小火，炖50分钟至肉烂熟。弃去布袋，加食用油、盐、料酒调味，即可食用。服法：吃肉喝汤，隔日1次。功效：补肾，滋阴，养肺。用于慢性支气管炎肺肾阴虚，症见喘促气短、干咳无痰或痰少不爽、潮热盗汗、腰酸耳鸣等。

枸杞银耳炖乳鸽治慢性支气管炎咳喘

◎ 枸杞子40克，银耳50克，百合30克，乳鸽1只，葱2根，姜片、料酒、精盐、味精各适量。做法：将乳鸽去毛、去脚、去翼尖、去内脏，放沸水锅中去血水后捞出，冲净。清汤500毫升，置锅中，纳入银耳、枸杞子、百合、乳鸽及上述调味品，入笼中蒸约120分钟，去葱、姜即成。

服法：此为 1 日量，分 2 次服。功效：补益肺肾，润肺补虚。用于慢性支气管炎肺肾阴虚，症见干咳无痰、潮热盗汗、精神疲软等。

枸杞百合蒸鸭治慢性支气管炎咳喘

◎ 枸杞子 30 克，银耳 30 克，百合 30 克，老母鸭 1 只，葱 2 根，姜片、料酒、精盐、味精各适量。做法：鸭子宰杀，去毛剖腹，洗净滤干，放入大瓷盆中，背朝下，腹朝上。先将洗净滤干的枸杞子、百合、银耳切碎，放入鸭肚内，再放入内脏、葱、姜片、料酒、盐，然后将鸭头弯入腹内，用白线将鸭身扎牢。用旺火隔水蒸 120 分钟，至鸭肉酥烂，离火即可食用。服法：佐餐食，每日服 2 次。功效：滋阴、润肺、补肾。用于慢性支气管炎肺肾两虚，症见干咳无力、潮热盗汗、腰腿酸软等。

参杞河车炖燕窝治慢性支气管炎咳喘

◎ 枸杞子 20 克，南沙参 20 克，紫河车 10 克，燕窝 9 克，冰糖适量。做法：将燕窝用水浸泡，除去燕毛洗净，与枸杞子、南沙参、紫河车一起放入碗中，加清水适量，隔水炖至烂熟，过滤去渣，加入冰糖，再炖片刻即可。每日 1 剂，分 2 次服。功效：补肾，润肺，平喘。用于慢性支气管炎肺肾两虚，症见喘促气短、咳嗽痰少、腰酸耳鸣、口干等。

枸杞灵芝百合粥治慢性支气管炎咳喘

◎ 枸杞子 40 克，百合 30 克，灵芝 30 克，粳米 100 克。做法：将枸杞子、百合、灵芝洗净，入锅，加水适量，煎煮 30 分钟，去渣取汁。粳米淘净，入锅，加以上药汁及适量水，同熬成粥。服法：每日 1 剂，分早、晚 2 次服。功效：补肾，养肺。用于慢性支气管炎肺肾阴虚，症见干咳乏力，喘促，腰酸者。

枸杞虫草膏治慢性支气管炎咳喘

◎ 枸杞子 400 克，冬虫夏草 50 克，玉竹 400 克，百合 300 克，蜂蜜及冰糖各适量。制法：冬虫夏草研碎，备用。其余药物同入锅内，加水适量，浸泡 30 分钟后，用大火煮沸，改用小火煎 50 分钟，

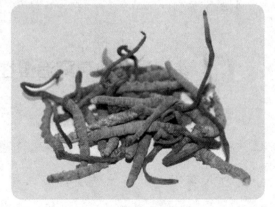

◇冬虫夏草

滤取药液。药渣加水适量再煎，去渣取汁。合并2次药液，加入冬虫夏草，小火加温浓缩。加入蜂蜜、冰糖，再用小火煎熬，浓缩收膏。服法：每次10毫升，开水冲服，每日2次，早、晚分服。功效：补益肺肾。用于慢性支气管炎反复发作，症见气短动则为甚，易于感冒、腰酸、耳鸣者。

枸杞枇杷膏治肺癌咳喘

◎ 枸杞子、枇杷果、黑芝麻、桃仁各50克，蜂蜜适量。将枇杷果、桃仁切碎，枸杞子、黑芝麻洗净加水浸泡放入锅内，大火烧沸，小火熬煮20分钟，取煎汁1次，加水再煮共取液3次，合并煎液，用小火浓缩至膏，加1倍分量的蜜即成，冷却装瓶备用。每次2汤匙，每日2次，开水冲服。功效：益肺肾补虚，平喘咳润燥。用于晚期肺癌虚弱，咳嗽喘逆，体质软弱患者。也可用于放、化疗引起白细胞减少等症。

妙 用 枸 杞
治 百 病

妙用枸杞治肺结核

　　肺结核是由结核杆菌引起的慢性传染病，可累及全身多个器官，但以肺结核最为常见。本病病理特点是结核结节和干酪样坏死，易形成空洞。临床上多呈慢性过程，少数可急起发病。常有低热、乏力等全身症状和咳嗽、咯血等呼吸系统表现。

　　肺结核病，中医称"痨瘵"，俗称痨病，近百年来称为肺痨。中医学认为，本病外因即"痨虫"传染，是致病的条件；内因指人体气血虚弱，阴精亏损，正气不足。《本草纲目》说枸杞子"常服能除邪热"；《名医别录》言"补内伤大劳嘘吸"；《本草经疏》载："枸杞子，润而滋补，兼能退热，而专于补肾、润肺、生津、益气，为肝肾真阴不足、劳乏内热补益之要药。"故而能治疗肺结核之劳热骨蒸，虚痨咳嗽，干咳少痰等。经验证明，用枸杞子配伍应用对肺结核的主要症状有缓解或消除的作用。

枸杞麦冬粥治肺结核

◎ 枸杞子 30 克，麦冬 10 克，百部 10 克，粳米 100 克，冰糖适量。麦冬、百部先煎去渣取汁，后入枸杞子、粳米煮粥。粥熟后加入冰糖调味即可。服法：早、晚 2 次服，连服数日。功效：滋阴润肺，祛痰止咳。用于肺结核肺阴亏损，症见干咳少痰、咯血、潮热颧红、口干咽燥等。

杞参老鸭煲治肺结核

◎ 枸杞子 20 克，太子参 15 克，山药 10 克，百部 10 克，水鸭 1 只，葱、姜、盐、味精、料酒各适量。做法：将上药洗净。鸭活杀去毛、去内脏，洗净，入沸水中去血水后，捞出切块。将枸杞子、太子参、山药、百部、鸭块同入锅，撒上调味品，加适量清水，先用武火煮沸，再改用文火煲汤。服法：食肉喝汤。可佐餐分次服。功效：润肺益气，养阴，抗痨。适用于肺结核气阴两虚，症见咳嗽无力，气短声低，面白神疲，食欲欠佳，潮热、口干等。

枸杞核桃炖老鸡治肺结核

◎ 枸杞子 150 克，核桃仁 200 克，百部 10 克，老母鸡 1 只，调料适量。鸡宰杀后去毛、去内脏，洗净，与上药同入砂锅中，加入适量调料，注入清水，煮沸后改用文火炖。服法：每周服 1 次，可佐餐食。

食鸡肉饮汤。功效：滋阴补阳，养血抗痨。适用于肺结核阴阳两虚，症见咳嗽气喘，形寒肢冷，面色无华，女子经少或经闭等。

 ## 杞子甲鱼粥治肺结核盗汗

◎ 枸杞子15克，甲鱼1只（约重500克），粳米60克，精盐、味精各适量。做法：甲鱼剁去头颈，沥净血水，放入锅内，加开水烫3分钟取出，用小刀刮去背部和裙边的黑膜，剥去四脚上的白衣，剁去爪和尾，放在案板上用刀剖开腹壳，取出内脏，洗净。锅内放入清水和甲鱼，烧沸后，用小火炖约30分钟，捞出，放在温水内，撕去黄油，剔去背壳和腹甲、四肢的粗骨，然后洗净，切成约3厘米见方的块。枸杞子洗净，与淘洗干净的粳米、甲鱼块一起放入锅中，加水适量，同煮成稀粥，放入精盐、味精，稍煮即成。用法：早、晚空腹趁热喝粥，食甲鱼肉。功效：滋阴清热，补肝滋肾。适用于肺结核盗汗、潮热、五心烦热、胸胁胀闷、夜寐不安等。

 ## 甲鱼百地滋阴汤治肺结核

◎ 甲鱼肉250克，百部、地骨皮、知母各9克，生地黄24克，精盐适量。制法：将甲鱼放入沸水锅中烫死，剁去头爪；揭去硬壳，掏出内脏，洗净后切成 1 厘米见方的块，与洗净的百部、地骨皮、知母、生地黄一同放入砂锅内，加水适量，用武火煮沸，再转用文火炖 2 小时，加精盐调味即成。用法：佐餐食用，每日服 1 剂。功效：滋阴清热，抗衰老。适用于阴虚及肺结核潮热、盗汗、手足心热等阴虚症。

人参枸杞炖甲鱼治肺结核

◎人参 5 克，枸杞子、熟地黄、夏枯草、柴胡各 15 克，甲鱼 1 只（500～1000 克），瘦火腿 100 克，鸡蛋 1 枚，生板油、生姜、料酒、精盐、鸡汤、味精各适量。做法：将熟地黄、夏枯草、柴胡分别洗净，一同装入纱布袋中，扎紧口，放入砂锅内，加水适量，煎煮药汁，取药汁去纱布袋。甲鱼剁去头、颈，沥净血水，放在锅内加开水烫 3 分钟后取出，用小刀刮去背部和裙边的黑膜，剥去四脚上的白衣，剁去爪和尾，放在案板上用刀剥开腹壳，取出内脏，洗净。锅内放入清水和甲鱼，用旺火烧开后约 30 分钟，捞出，放在温水内，撕去黄油，剔去背壳、腹甲、四肢的粗骨，洗净，切成约 3 厘米见方的块，摆在碗中。葱剥洗干净，切成段；姜洗净，去皮，切成片；葱、姜均放在甲鱼碗中。火腿切成小片；生板油切成丁，均放在甲鱼上边，加入药汁。另将所用调料的一半量（味精暂时不用），兑入适量的清汤，倒入甲鱼碗中。人参研成粉后撒在上面，加入枸杞子，湿绵纸封口，上笼蒸至甲鱼肉熟烂，出笼后，拣去葱、姜，滗出原汤，把甲鱼扣入碗中，原汤倒在手勺里，用剩下的一半调料及味精调好味，烧开后撇沫，打入鸡蛋液，略煮后浇在甲鱼上面即成。用法：佐餐食用。功效：滋阴清热，益气补虚。适用于阴虚发热、气虚体弱以及肺结核、肝炎、肾炎等病症。

滋阴鳖肉治肺结核阴虚发热

◎ 鳖肉250克，地骨皮、百部、黄芪各15克，生地黄20克。制法：将鳖肉切块，地骨皮、百部、黄芪、生地黄装入纱布袋中，封口。把鳖肉放入沸水锅中，撇去浮沫，加入药物和姜片、葱段、黄酒。先用武火煮沸后，改用文火炖煮1小时。去药袋，加食盐、味精调味，再煮一二沸即成。用法：每日1次，佐餐食用，连食7～10日。功效：益气养阴，抗痨。用于阴虚火旺型，症见骨蒸潮热，夜寐盗汗，五心烦热，失眠梦多，急躁易怒，呛咳痰少，或痰黄黏稠，咯血量多色鲜，胸胁掣痛，男子梦遗，舌质红绛，脉细数。

鳖甲地骨皮治肺结核低热盗汗

◎ 鳖甲15克，地骨皮12克，秦艽10克，银柴胡6克，青蒿6克，当归 6 克，知母 8 克，黄柏 8 克，百部 10 克，款冬花 8 克，石斛 12 克，白薇 10 克。功效：滋阴清热，养肺止咳。功用：滋阴清热。适用于肺结核阴虚内热证，症见日晡潮热（下午 3～5 时），盗汗、颧红、神烦、心神不宁、干咳少痰、舌质红、苔薄黄、脉细数。

◎炙鳖甲 15 克，地骨皮 6 克，秦艽、银柴胡各 9 克，党参 9 克，当归、紫菀各 6 克，百部、阿胶珠各 9 克，知母、贝母各 6 克，水煎服，每日 1 剂，分 2 次服。本方滋阴清火，潜阳保肺，适用于阴虚火旺所致的肺结核。

◎鳖甲 75 克，地骨皮、秦艽、柴胡各 35 克，天冬 50 克，生地黄 50 克，桑皮、半夏、知母、紫菀、黄芪、赤芍、甘草各 30 克，党参 50 克，茯苓、桔梗各 20 克。上药共为细末，每服 2 克，每日 2 次，温开水送下。本方为肺痨病，对肺结核的恢复有效。

杞子青蒿蒸甲鱼治肺结核之低热

◎甲鱼 1 只（约重 500 克），枸杞子 30 克，地骨皮 20 克，青蒿 10 克，葱、姜、料酒、精盐、冰糖各适量。将枸杞子洗净；葱剥洗干净，切段；姜洗净，去皮，切片；甲鱼宰杀后，去内脏，洗净，腹中放入枸杞子、葱、姜、料酒、精盐、冰糖，置入蒸盆内。青蒿、地骨皮分别洗净，一同放入砂锅内，加水适量，煎煮后取药汁倒入甲鱼盆内，上蒸笼用大火

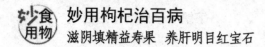
将甲鱼肉蒸熟。用法：食甲鱼肉，饮汤，不拘量。功效：滋阴降火退低热。适用于肺结核之低热患者食用。

 ## 地骨皮银柴胡治肺结核午后潮热

◎ 地骨皮9克，银柴胡6克，甘草3克。水煎服，每日1剂。适用于肺结核初期，下午有低热，精神疲倦。

 ## 鳖肉地骨皮汤治骨蒸痨热

◎ 鳖1只（去内脏），地骨皮15克，生地黄15克，牡丹皮15克。炖汤服，每日1次。连服7天为1个疗程。功效：清热，滋阴，凉血。治骨蒸痨热，肺结核发热。

 ## 杞贝花生粥调治肺结核

◎ 枸杞子15克，花生仁50克，川贝母10克，粳米100克，冰糖适量。做法：将川贝母除去杂质，洗干净。粳米淘洗干净，和花生仁、枸杞子、川贝母一起放入锅内，加水适量，置中火上烧沸，改用小火煮40分钟，加入冰糖溶解即成。用法：每天1剂，早餐食用。功效：滋阴润肺，止咳平喘，适用于肺结核等。

枸杞栗子蒸鸡调治肺结核

◎ 鸡 1 只，栗子 100 克，宁夏枸杞子 30 克，精盐适量。做法：栗子去壳及皮，切开；枸杞洗干净。鸡宰杀，去毛、肠杂，洗净，置碗内，加入栗子、枸杞子和精盐，上笼蒸至鸡肉熟烂即成。用法：佐餐食用，不拘量，宜常食用。功效：养阴清热，益气润肺，止咳平喘，适用于肺结核。

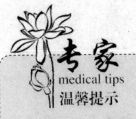

专家 medical tips 温馨提示

本病因感染结核杆菌所致，平时应注意避免传染，且应未病先防，已病防变。与病人接触时，不可过度饥饿、疲劳，并应戴口罩。患病者应抓紧治疗，重视摄生，加强食疗，戒烟酒，禁房事，宜怡情悦志，不可悲观忧愁，并配合体育锻炼，如气功、太极拳等。

患者首先应注意适当休息，动静结合。咯血、潮热、盗汗等症状严重者，应卧床休息，病情好转后可适当活动，如做体操或散步等。饮食应增加富有营养的食物，如牛羊乳、甲鱼、豆浆、水果等；宜食补肺润燥生津之品，忌辛辣刺激动火燥液之品。注意病人的思想和精神调养，劝慰患者禁恼努，息妄想，树立战胜疾病的信心及决心。病室应安静、清洁，阳光充足，空气新鲜，患者应慎起居，远房事。

下 篇

妙 用 枸 杞
治 百 病

妙用枸杞治汗证

　　自汗、盗汗中医学认为是阴阳失调，腠理不固而致汗液外泄失常的原因。此病不受外界环境、体力活动和心理情绪的任何影响，超乎寻常地出汗，也称为"汗出异常"。"自汗"表现为不动就出汗，动则更出汗。"盗汗"表现为睡觉时出汗醒则汗止，二者在生活中常会见到。

　　自汗多属于气虚不固，患者极易出现感冒、体倦乏力、面色少华、舌苔薄白等症状。盗汗属于阴虚内热，会出现夜寐盗汗、手足心热、心烦口干、舌红少苔等症状。

🌿 杞味茶生津敛汗

　　◎ 枸杞子、五味子各等份。研为粗末。每次 9～15 克，沸水浸泡，代茶饮。源于《摄生众妙方》。本方用枸杞子补益阴精，五味子益气生津、敛汗。用于气阴不足的人，不能适应夏季的炎热气候，常于夏季发病，眩晕体倦，两脚酸软，心烦自汗，饮食减少，脉浮乏力。

山茱萸地骨皮煎治盗汗

◎ 山茱萸 30 克，地骨皮 12 克，水煎服。山茱萸补肝肾涩精气，固脱止汗；地骨皮清虚热，治肝肾阴虚之盗汗。此外，以瘪桃干 15 枚，大枣 10 枚，煎汤服；用猪鼻唇 1 具，煎汤，调胡椒末 1.5 克，睡前服；或用 1 只母鸡肉，同生地黄 30 克，饴糖 100 克同炖食，有补虚、养阴功效，治久病体弱、消瘦、低热、盗汗。

地骨秦艽鳖甲散治盗汗

◎ 地骨皮、柴胡、鳖甲（醋炙）各 9 克，秦艽、知母、当归各 5 克。用法：上药为粗末，每服 15 克，水一盏，加青蒿叶 5 片，乌梅 1 枚，煎至七分熟，去滓温服，空腹临卧各服 1 次。功用：滋阴养血，清热除蒸。主治：风痨病。骨蒸盗汗，肌肉消瘦，唇红颊赤，午后潮热，咳嗽困倦，脉微数。（《卫生宝鉴》）

三地茶治盗汗

◎ 地骨皮 9 克，生地黄 30 克，熟地黄 30 克。用法：将上 3 味共制粗末，放入保温杯中，冲入沸水，加盖焖 30 分钟，代茶饮用。每日

1剂。功效：滋阴清热。用治盗汗。

地骨皮汤治虚劳盗汗

◎ 地骨皮15克，细辛15克，柴胡30克，甘草15克，人参15克，白茯苓15克。上药共研为粗末。每次9克，用水1盏，煎至7分熟，去滓温服，每日3次。主治：虚劳，夜多盗汗，肢体疼痛，头目晕眩，怠惰少力，饮食无味，心悸烦渴，口苦咽干。(《圣济总录》卷八十九)

山药枸杞炖猪脑治心汗证

◎ 淮山药30～60克，枸杞子15～30克，猪脑1具加水炖食。功效：补养心脾、益气敛汗。用于心汗证。心汗证是指心窝局部多汗，此病多因忧思惊恐、损伤心脾所致。饮食上忌吃辛辣刺激性物品。

下 篇

妙用枸杞
治 百 病

妙用枸杞治头痛眩晕

　　肝肾亏虚，肝阳上亢，可引起头痛；肾精亏损，髓海不足，则脑转耳鸣，发生眩晕。枸杞子"补肾益精"（《本草通玄》），"添精固髓"（《本草正》），为补肝肾真阴不足之要药，故可用于头痛、眩晕的治疗。

枸杞苁蓉茶治肾虚头痛

　　◎ 枸杞子30粒，肉苁蓉25克。泡茶喝，由于肾虚不是一两天短时间形成的，所以调养起来也是个慢工夫，需要长时间坚持。枸杞子滋补肾阴，肉苁蓉滋补肾阳，一阴一阳，不会太热也不会太凉，所以可以长期喝。奢侈点的话，可以每日吃1个海参或者1周吃2～3个海参，但注意，痰多、大便不成形、咳嗽气喘的人，不宜吃海参。更奢侈点，可吃冬虫夏草。（《偏方验方全书》）

枸杞养血汤治血虚型头痛

　　◎ 枸杞子15克，当归15克，鸡血藤30克，菊花15克，赤芍15

克，川芎 40 克，黄芪 40 克，牛膝 50 克，甘草 6 克。水煎 2 次分 2 次服，每日 1 剂。（《良方大全》）

 ## 杞子虫草猪肝汤治眩晕眼花

◎ 枸杞子 30 克，冬虫夏草 10 克，百合 50 克，洗净加水炖开，文火慢煮约 20 分钟，加入猪肝或羊肝 50 克及调料适量，再煮约 30 分钟即可，分次吃肝喝汤。用于因肝肾阴虚引起的眩晕、眼花、关节屈伸不利、烦热、盗汗等症。

 ## 桑杞丹菊丸治妊娠期肝火眩晕

◎ 桑叶 4.5 克，炒枸杞子 6 克，牡丹皮 4.5 克，滁菊花 4.5 克，煨天麻 6 克，焦栀子 6 克，生地黄 12 克，钩藤 9 克，橘红 3 克。水煎服，每日 1 剂，每日服 2 次。功效：平肝息风。适用于妇女妊娠肝火上升，内风扰动之眩晕。（《顾氏医径读本》卷四）

 ## 枸杞龙眼粥治眩晕心悸

◎ 枸杞子、龙眼肉、柏子仁（去壳，用净仁）各 10 克，大枣 5 ～ 10 枚，紫米 50 ～ 100 克（可根据个人食量酌加）。先将紫米和大枣加水适量煮粥，快熟时加入枸杞子、龙眼肉及柏子仁，再煮 10 ～ 15 分钟即得。温服。7 ～ 10 日为 1 个疗程。功效：滋肾补血，养心安神。适用于肾气不足，血不养心所致之腰酸乏力，头晕耳鸣，心悸少寐者。对于肾气虚，心血不足所致的心律失常有效。（经验方）

✿ 龙眼杞枣粥治头晕失眠

◎ 枸杞子 10 克，龙眼肉 15 克，大枣 4 枚，粳米 100 克。食材洗净，加水煮成粥，每日服 2 次（晨起空腹和晚睡前），常服效佳。

✿ 甘菊枸杞地归酒治头晕目眩

◎ 甘菊花 500 克，生地黄 300 克，枸杞子、当归各 100 克，糯米 3000 克，酒曲适量。将前 4 味药物加水煎煮取浓汁，用纱布过滤。再将糯米煮半熟后沥干，与药汁混匀后再蒸熟，待凉后拌上酒曲，装入瓦坛中发酵，味甜后即成。口服：早、晚各 1 次，每次饮服 20 ～ 30 毫升。此为《本草纲目》方，功能养肝明目，滋阴潜阳，疏风清热。适用于肝肾不足之头痛，头晕目眩，耳鸣，腰膝酸软，手足震颤等症。

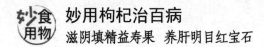

地骨酒治高血压眩晕

◎ 地骨皮、生地黄、甘菊花各 50 克，糯米 1500 克，酒曲适量。将前 3 味药加水煎煮，取浓汁与糯米煮成干饭，待冷后，加入酒曲，拌匀，置入容器中，密封发酵成酒酿。服法：根据各人的酒量，兑入米酒便可饮用。每日 3 次，每次适量。引自《圣济总录》。功能滋阴益肾，平肝降压，补益延年。适用于中老年人身体虚弱，目黯多泪，视物不明，或有高血压眩晕，或见夏季身热不适，消渴等症。注意：症见怕寒肢冷，下利水肿者忌服。

黑豆枸杞首乌茶治眩晕

◎ 黑豆 50 克，枸杞子、何首乌各 15 克。加水煎煮 1 小时，滤取药汁，当茶饮。每日 2 次，连服 10 天，止眩晕效果好。

按：中医学认为，眩晕多属肝经病变，临床可分为肝肾阴虚、肝阳上亢、痰浊上蒙等多种证型，治疗讲求对证施治。上方中黑豆、何首乌属于黑色食品，"黑色入肾"，二物均有养肾强身功效。黑豆味甘、性平，能滋补肝肾、健脾利水、活血补血；何首乌（制何首乌）味甘、性微温，有补血养肝，益精固肾的功效；枸杞子可滋补肝肾、养血明目。

三味合用，增强了滋肾养肝、养血明目作用。故此方适用于肝肾阴虚所致的眩晕，对缓解其眩晕症状有一定辅助治疗作用。

参杞茶辅治头晕痛

◎ 生晒参 12 克，枸杞子 12 克，绿茶 9 克。人参切薄片，与枸杞、绿茶同时用沸水冲泡饮用。适用于头晕痛，视物模糊、心悸、怔忡者。

枸杞红茶治头晕目眩

◎ 红熟枸杞子、红茶、干面粉各适量。将红熟枸杞与干面粉和成面团，用擀面杖擀作饼样，或捣糊成饼，晒干，为细末；每剂用红茶 30 克，枸杞子面末 60 克，沸水冲泡饮服。功能补肝明目，滋肾润肺。适用于肝肾阴虚，头晕目眩，视力减退，腰膝酸软，遗精，消渴，夜盲等。(《饮馔服食笺》)

益肝肾茶治头目昏眩

◎ 枸杞子 150 克，熟地黄 200 克，制何首乌 180 克，全当归 100 克，杭菊花 40 克。按照上方药物组成比例，研为粗末。每日用 30～60 克，置热水瓶中，冲入沸水大半瓶，盖闷 20～30 分钟，频频饮用，于一

日内饮完。功能补肝益肾，养血明目。适用于肝血虚、肝肾不足，头目晕眩，视物模糊，四肢乏力。（《中医良药良方》）

按：肝主藏血，血虚与肝肾不足密切相关，是较为常见的病症。此方选药有很强的针对性。方中熟地黄、当归有较佳的补血作用；熟地黄与制何首乌相伍，温补肝肾；枸杞子滋柔肝肾而不燥，与杭菊花相配，养肝明目，且菊花升清宣发醒脑，使头面血气得充，筋得濡养。诸药相伍，恰到好处。

地骨丹皮茶治头晕心悸

◎ 地骨皮 10 克，牡丹皮 3 克。沸水冲泡，闷约 15 分钟饮用。牡丹皮镇痛镇静，地骨皮有降血压作用。服用此茶能清脑宁心，主治头晕目眩，胸闷心悸，对防治高血脂、高血压、冠心病等疾病亦有效。

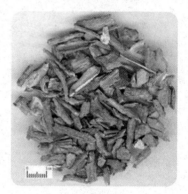

◇ 地骨皮

杞菊茶治眩晕伴视力下降

◎ 枸杞子 20 克，白菊花 3 克。煎泡代茶饮，每日 1 剂。有滋补肝肾的功效，可以用于治疗肝肾阴亏之眩晕伴视力下降等。

山茱萸二子茶治脑震荡后遗症

◎ 山茱萸 12 克，枸杞子 9 克，女贞子 9 克，补骨脂 9 克，甘草 9 克。用法一：上药加水适量煎煮 15 分钟，过滤取汁加入少许蜂蜜或白糖代茶饮用。用法二：上药等比例加量研制成粗末，装入布袋中，每袋 12 克。每日 3 次，每次 1 袋，沸水冲泡代茶饮用。功效：益气补肾，养神健脑。适用脑震荡后遗症，头晕痛，腰膝酸软无力之症。

枸杞山楂茶治脑震荡后遗症

◎ 枸杞子 12 克，焦山楂 9 克，甘草 9 克。用法一：上药加水适量煎煮 15 分钟，过滤取汁趁热冲泡苹果丁不拘时代茶饮用。用法二：焦山楂、甘草切薄片，与枸杞子一起取沸水冲泡代茶饮用。功效：活血通络，益肾健脑。适用于脑震荡后遗症，时有头部疼痛，或头部沉重如裹，或胀痛，病势缠绵，经久不愈，伴有食纳不香，失眠多梦，记忆力减退等症。

下 篇

妙 用 枸 杞
治 百 病

妙用枸杞治肝病

现代研究表明，枸杞子在肝功能正常的情况下，对肝的功能有促进作用，在肝受损的情况下对肝有保护作用。在肝细胞再生的过程中，对其再生有促进作用。药理研究也证实，枸杞子有抗肝损伤、抗脂肪肝作用。枸杞子所含甜菜碱能使大鼠血清和肝内的磷脂明显增加，对长期给予四氯化碳所致的大鼠磷脂下降及胆固醇升高具有明显的保护作用，水溶性提取物亦有类似作用。枸杞水煎剂对醋氨酚所致的小鼠肝损伤具有明显的保护作用，可显著降低肝损伤所致的血清谷丙转氨酶和肝过氧化脂的升高，提示枸杞水煎剂具有明显的保肝作用。

🦀 枸杞沙参炖甲鱼治慢性肝炎

◎ 枸杞子30克，北沙参15克，胡萝卜100克，甲鱼1只，料酒、姜、葱、精盐、味精、植物油各适量。制作：将枸杞子洗净，北沙参洗净，切片；胡萝卜洗净，切块；甲鱼宰杀后，去头、尾、内脏及爪，洗净，切块；

姜、葱均洗净，姜切片，葱切段。把炒锅置于武火上烧热，加入植物油，烧至六成熟时，下入姜、葱爆香，随即加入甲鱼、胡萝卜、精盐、上汤或清水适量，改用文火炖至甲鱼肉熟烂，味精调味即成。用法：每日1次，每次吃甲鱼肉50克，随意吃胡萝卜。功效：滋阴潜阳，散结消肿。适用于慢性肝炎日久不愈、阴虚阳亢、牙龈出血、胁下硬结食用。

朱良春经验方治晚期肝硬化

◎ 枸杞子15克，沙参15克，麦冬10克，阿胶10克，生地黄15克，红参10克，三七10克，紫河车10克，土鳖虫10克，姜黄10克，穿山甲珠10克，何首乌15克，龟甲15克，鳖甲15克。神志异常者加石菖蒲6克，郁金10克，甚急者急用安宫牛黄丸；潮热明显者加银柴胡10克，地骨皮15克；渴甚者加石斛15克，葛根15克；有出血倾向者加仙鹤草30克，二至丸（包）10克；出血者加大黄末、三七粉冲服；腹胀者加佛手15克，玫瑰花10克，或沉香10克，莱菔子10克，槟榔10克；脾虚者加四君子汤并重用焦白术；夜寐多梦者加何首乌30克，合欢花15克。功能主治：滋补肝肾，育阴利水，凉血化瘀。主治肝硬化后期肝肾阴虚证。除有水湿内阻或瘀血阻络症状外，尚有面色灰暗，形体消瘦，潮热心烦，手足心热，唇干口燥，失眠多梦，鼻衄，牙龈出血，

舌红绛而干或光剥，脉细数无力。(《中医杂志》2000 年第 10 期)

黄芪地骨鳖甲汤治肝硬化

◎ 黄芪 50 克，地骨皮 30 克，鳖甲 30 克，大枣 12 枚（洗净劈开一同煎，食枣喝汤。适用于阴虚内热，肝硬化患者。(《龟鳖妙用》)

枸杞二豆炖甲鱼治肝硬化腹水

◎ 枸杞子 30 克，赤小豆 50 克，绿豆 50 克，甲鱼 1 只（约重 500 克），料酒、姜、葱、大蒜、精盐各适量。制作：将枸杞子、赤小豆、绿豆分别去杂质，洗净，用清水浸泡 2 小时；甲鱼宰杀后去内脏、头、爪，洗净；姜、葱均洗净，姜切片、葱切段；大蒜去皮，切片。把甲鱼放入炖锅中，注入清水适量，加入枸杞子、赤小豆、绿豆、姜、葱、大蒜、精盐，倒入料酒，炖 1 小时即成。用法：每日 1 次，每次吃甲鱼 50 克，随意吃枸杞子、赤小豆、绿豆，喝汤。功效：除湿健脾，利水消肿。适于肝硬化腹水患者食用。(《龟鳖妙用》)

枸杞首乌大枣鸡蛋汤治慢性肝炎

◎ 枸杞子 30 克，制何首乌 20 克，大枣 8 枚，鸡蛋（去壳）2 枚。

先煎何首乌 30 分钟，滤取药汁；用药汁加入枸杞子、大枣、鸡蛋，共煮至鸡蛋熟，吃蛋喝汤，每日或隔日 1 次。治疗慢性肝炎，亦可辅助治疗肝硬化。

按：枸杞子有滋补肝肾、益精明目、抗脂肪肝的作用；大枣补中益气、养血安神、缓和药性，有提高体内单核 - 巨噬细胞系统吞噬功能，保肝作用；何首乌能养血益肝。因此，以上药物与鸡蛋同食，对慢性肝炎及肝硬化有一定的辅助治疗作用。值得注意的是，慢性肝炎及肝硬化临床上病情复杂，除适当休息，注意营养外，还应到医院检查就诊，配合保肝药物或抗病毒药物、免疫调节药等治疗，以免延误病情。

龙杞疏肝汤治慢性肝炎

◎ 龙胆草、枸杞子各 30 克，白芍 24 克，虎杖 20 克，柴胡、茵陈、郁金各 12 克，枳实 10 克，甘草 6 克。水煎服，每日 1 剂。用于慢性肝炎，谷丙转氨酶长期不降，胁痛、食少、易怒，乏力苔薄黄，脉弦。

羊杞豆腐汤保肝养血

◎ 枸杞子 10 克，羊肉 50 克，豆腐 100 克，盐 5 克，高汤 500

毫升。制作：把枸杞子洗净，去杂质；羊肉用沸水焯去血水，沥干水分，切4厘米见方的薄片；豆腐切4厘米见方的薄块。把高汤放入锅内，用中火烧沸，加入枸杞子、羊肉、豆腐、盐，煮15分钟即成。食法：每日1次，吃羊肉、豆腐，喝汤。功效：补益肝肾，滋阴养血。慢性肝炎者可常服。

枸杞麦冬炒鸡蛋治慢性肝炎

◎ 鸡蛋4枚，枸杞子10克，麦冬10克，花生米30克，猪瘦肉50克，精盐、淀粉、味精各适量。枸杞洗净在沸水中略汆一下；麦冬洗净于水中煮熟剁成碎末；花生米炒脆；猪瘦肉切成丁；鸡蛋打在碗中加盐打匀隔水蒸熟，冷却后切成粒状备用。将锅置旺火上加花生油，把猪肉丁炒熟，再倒进蛋粒、枸杞子、麦冬碎末，炒匀加精盐，淀粉勾芡，加味精调味，盛入盘中铺撒脆花生米即可。佐餐食用。功效：滋补肝肾、强身明目。适用于慢性肝炎，早期肝硬化患者兼见口舌干燥、喉痒、舌红、脉细数。

枸杞养肝蜜保肝护肝

◎ 枸杞子250克，山楂250克，丹参500克，蜂蜜1000克，冰糖

60克。制作：将枸杞子、山楂、丹参置砂锅内，用冷水浸泡2小时，水量以浸没诸物为度，上中火煎沸后，改用小火煎30分钟，药液约剩一碗半时，滤出头汁；再加水三大碗煎煮，约剩下一大碗药液时，

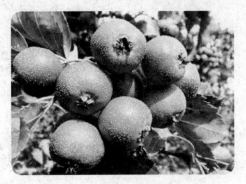

◇山　楂

滤出二汁，弃渣；将两次药液与蜂蜜、冰糖同倒入大砂锅内，文火煎约30分钟，让水气慢慢挥发，至蜜汁渐浓，离火，冷却，装瓶备用。每日3次，每次1匙，用开水冲服，3个月为1个疗程。功用：此方有补心血，清肝热，缓肝气，破瘀血，通经脉，润肠等功效。宜于肝炎恢复期饮用，特别是迁延性肝炎体虚乏力者尤为适宜。

妙用枸杞降压降脂

 ## 二子二甲养阴汤治高血压

◎ 枸杞子20克，五味子20克，龟甲20克，鳖甲30克，何首乌15克，黄芪30克，党参20克，茯苓20克。先加水清洗，倒出，将清水浸泡药材30分钟以上，常规煎煮至常规量，龟甲、鳖甲属于贵重药材，应小锅另煎后合并煎液。每日3次口服，每次100毫升。4周为1个疗程。本方以滋养肝肾为主，育阴潜阳，培补肝肾，有壮水制火之功效，对肝肾阴虚型眩晕症确有满意的疗效。

按：方中龟甲、鳖甲含有动物胶、角质蛋白，钙、磷、维生素D、碘等成分，具有滋阴潜阳、益肾的功能，为君药。枸杞子含有甜菜碱、胡萝卜素、钙、磷、铁等，有补养肝肾之功，滋阴胜于助阳；何首乌含有卵磷脂等，能缓解动脉粥样硬化的形成，阻止类脂质在血中滞留或渗透到动脉内膜，可治疗高血压、血管硬化、头晕等症；五味子含多量糖分、苹果酸、维生素C及铁、锰、矽、磷等物质，具有滋肾、收敛的功效，敛阴使阴足则阳有所依，可用于心阴不足所致的心悸、失眠、健忘等症，此3味为臣药。黄芪有加强心脏收缩的强心功能，可直接扩张外周血管而使血压下降，且作用迅捷，其降血压的主要成分 γ-氨基丁酸可作为黄芪质量判断的重要指标，黄芪还有益气健脾、利水消肿的功效；党参补中益气和胃，为滋养脾胃之要药，且能提高心泵血量，使脑、下肢及内脏血流量增加，能扩张外围血管使血压下降；茯苓可健脾化湿、利尿，对功能性心悸疗效较好，茯苓、黄芪在发生利尿作用的同时可使血压下降，三药合用，既滋补先天，又强壮后天，以滋养肝肾之阴，可作为佐使药。

枸杞银花酒降脂减肥

◎ 枸杞子100克，金银花60克，白茯苓80克，白酒1000毫升。将枸杞子、金银花、茯苓放入白酒里浸泡1个月。每2天摇动药酒1次，30天后进行过滤，所得滤液，每取10～15毫升，加水兑饮，每日1～2次。功能清热明目，降脂减肥。

决明枸杞茶治高血压

◎ 决明子50克，枸杞子15克，冰糖50克。将决明子略炒香后捣碎，与枸杞子、冰糖共放茶壶中，冲入沸水适量，盖焖15分钟代茶频频饮用，每天 1 剂。有益肝滋肾、明目通便的功效，适宜于高血压引起的头晕目眩、双目干涩、视物模糊、大便干结等症状。

枸杞决明菊槐茶治高血压

◎ 枸杞子 10 克，决明子 10 克，菊花 3 克，槐花 6 克。滚开水冲泡，代茶饮，每日 1 剂。功能补益肝肾，平肝降压。对高血压属阴虚阳亢者有效。

枸杞女贞子治疗血脂异常症

◎ 枸杞子 150 克，女贞子 100 克，红糖 50 克。前二味研细末，与红糖拌匀，制成冲剂。每日 2 次，每次 6 克，4～6 周为 1 个疗程。有调节血脂作用。

枸杞茶降脂减肥

◎ 枸杞子 15 克，用沸水冲泡，当茶饮服，早、晚各 1 次，连服 1 个月，可见效；继续服用，效果更明显。枸杞子所含脂肪主要成分为亚油酸，对心血管有保护作用。功效：滋肾、润肺、补肝、明目，抗衰老防治高血压动脉硬化、降脂减肥。

枸杞八宝茶稳定血压

◎ 枸杞子5颗，杭白菊2朵，金银花8朵，大枣1枚，胖大海1枚，莲子芯8粒，西洋参1片，陈皮2片，冰糖适量，以沸水冲泡，当茶饮用。此为一天用量，可反复冲泡。八宝茶不仅对稳定血压有一定的辅助效果，而且可起到生津润肺的作用。

 ## 杞菊决明子茶降压降脂

◎ 枸杞子5克，决明子10克，菊花5朵。做法：先将决明子洗净，然后热锅，可以用铁锅或者平底锅。将决明子放入锅中，小火干炒至有香味，并且听到噼啪的响声即可。还可以用坚硬的利器将炒后的决明子敲碎，这样效果更好。最后就是炒决明子、枸杞子、菊花三者用开水冲泡，闷15分钟左右即可饮用。近代实验研究证实，枸杞子、菊花、决明子均有不同程度的扩张冠状动脉、改善微循环、降低血脂、降低血压的作用。

 ## 首乌枸杞茶消脂化痰

◎ 何首乌10克，枸杞子10克。将何首乌、枸杞子择净，同置杯中，冲入沸水浸泡，代茶饮服。每日 1 剂，连续 30 天。功能滋补肝肾，消脂化痰。适用于肝肾亏虚或痰浊积聚之脂肪肝、肥胖症等。注意：脾胃积热及大便溏泻者不宜饮用。(《东方食疗与保健》)

山楂枸杞子茶降脂通脉

◎ 山楂 15 克，枸杞子 15 克。山楂切成薄片，枸杞子洗净，一起放入杯中，沸水冲泡闷 30 分钟。具有补肝益肾、补血益智、强身明目的功效。适用于继发性脑萎缩及老年性心血管疾病，高脂血症，冠状动脉粥样硬化。(《药膳食疗》)

枸杞烧鲫鱼降脂减肥

◎ 鲫鱼 1 条，枸杞子 12 克，豆油、葱、姜、胡椒面、盐、味精适量。制法：将鲫鱼去内脏、去鳞，洗净，葱切丝，姜切末；将油锅烧热，鲫鱼下锅炸至微焦黄，加入葱、姜、盐、

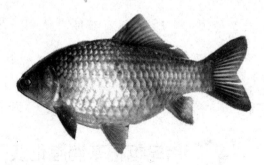

◇ 鲫 鱼

胡椒面及水，稍焖片刻。佐餐食用。功效：枸杞子可防治动脉硬化，鲫

鱼含脂肪少，有利减肥。可降低胆固醇。

枸杞红花甲鱼汤降脂养心

◎ 枸杞子 15 克，红花 6 克，甲鱼 1 只，大蒜、陈皮、料酒、精盐、味精、姜片各适量。做法：甲鱼宰杀后，去头、爪、内脏，洗净，切成小块；枸杞子、红花、陈皮均洗净。甲鱼、枸杞子、红花、陈皮、大蒜、姜片一同放入锅内，倒入料酒，加入适量清水，大火烧开，改小火将甲鱼肉炖至熟烂，调入精盐、味精。用法：吃肉，喝汤。功效：滋阴，活血，化瘀。可降低血脂、改善冠状动脉血液循环、营养心脏。

枸杞桂枝酒降脂通脉

◎ 枸杞子（切碎）80 克，桂枝尖 40 克，浸米酒 1000 毫升，常摇荡，每日睡前服 15 ～ 20 毫升。冬日常服，能降脂通脉，防止心绞痛发生。

下 篇

妙用枸杞
治 百 病

妙用枸杞治糖尿病

　　糖尿病是一类由遗传、环境、免疫等多种病因引起的代谢疾病。糖尿病的基本病理是绝对或相对性胰岛素分泌不足及胰高糖素活性增高所引起的代谢紊乱，其特点是慢性高血糖。临床表现有多饮、多食、多尿、烦渴、善饥、消瘦或肥胖、疲乏无力等症候群。常易并发肺结核、泌尿系统感染等。

　　中医对此病早有认识，根据糖尿病的主要临床表现，将此病归属于中医学"消渴"的范畴。中医学上根据"三多"症状的主次，分为上消、中消、下消3类。即渴而多饮为上消、消谷善饥为中消、口渴，小便如膏者为下消。中医学认为，本病的基本病机是阴虚为本，燥热为标，故清热润燥、养阴生津为本

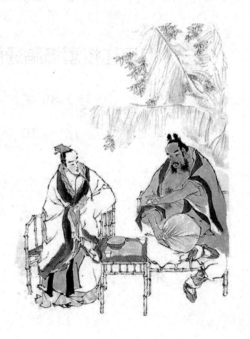

病的根本治法。但具体治疗上宜根据本病的病位及病情、病程而有所侧重。初起体实多火，症状表现以燥热为主，但燥热易伤及阴液，故燥热伤肺宜清热润肺，生津止渴；胃燥津伤者，治宜清胃润燥，养阴增液。久病热耗真元，肾阴亏虚，治宜滋阴固摄；阴虚及阳，阴阳两虚者，治宜滋肾固摄；命门火衰，虚阳浮越者，治宜引火归元。

现代研究表明，枸杞子提取物可显著而持久降低大鼠血糖，增加糖耐量，且毒性较小，故可用于糖尿病的治疗。

五子衍宗丸合六味地黄丸加减治糖尿病

◎ 枸杞子 15 克，覆盆子 18 克，金樱子 15 克，五味子 10 克，菟丝子 30 克，山茱萸 10 克，山药 15 克，泽泻 15 克，茯苓 15 克，牡丹皮 10 克，生地黄 10 克，全蝎 10 克，三七（为末冲服）1.5 克。水煎服，每日 1 剂。主治：消渴（糖尿病），"三多"症状以多饮、多尿为主，周身乏力，腰膝酸软，消瘦，舌红苔白少津，脉沉细。注意：胃热炽盛者不宜服用。（《方药传真》马连珍经验方）

按：消渴病的主要病机是燥热内淫，阴损液涸，而肺肾二脏尤为重要。而本病患者多病程长，年龄大，因此肾阴亏损在本病发生发展中尤为突出，治疗应立足于滋补肾阴以治本。经过多年临床观察，以五

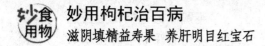
子衍宗丸、六味地黄丸合方加减化裁，滋养肾阴，补精填髓，收效甚佳。现代药理证实，五子衍宗丸、六味地黄丸等补肾之品可改善免疫功能及内分泌功能，疏通微循环，促进胰腺细胞的再生与功能恢复，有降血糖的作用。

枸杞子炖兔肉治糖尿病

◎ 枸杞子15克，兔肉250克，加水适量，文火炖熟后加盐调味，饮汤食兔肉。枸杞子为滋补肝肾之良药，据药理研究，本品有降血糖作用。兔肉有补中益气、止渴健脾、滋阴强壮之功用，《本草纲目》及《增补本草备要》均言能"治消渴"。该方适用于糖尿病之偏于肝肾不足者，肠燥胃热者不宜饮用。

枸杞饮治糖尿病

◎ 枸杞子15克，每日冲泡饮用，早、晚各1次，3个月为1个疗程。同时严格控制酒、肉、糖的摄入，适当运动。治疗1个疗程后空腹取血及餐后取血，测定血糖含量以评定治疗效果。功效：治疗非依赖型糖尿病效果较好，且无毒副作用。（《中华现代中西医杂志》2004年第6期）

按： 从中医理论上讲，糖尿病属"消渴"范畴。消渴以多饮、多食、多尿、消瘦为特征，阴虚烦躁为主要病机，病变脏腑为肺、胃、肾，而以肾为关键，故在治疗上应立足于补肾，肾藏精气，肾阴虚，实质上都是肾中精气不足的表现形式，故采用枸杞子补肾益精，治疗中老年人糖尿病，符合中医治病求本的原则。

枸杞子粥治糖尿病

◎ 枸杞子 20 克，粳米 100 克。将枸杞子与粳米放入砂锅内，加水用急火烧至沸腾，改文火待米开花、汤稠时，停火闷 5 分钟即成。用法：早、晚温热饮用，可长期服用。功效：滋补肝肾、益精明目。适用于糖尿病以及肝肾阴虚所致的头晕目眩、视力减退、腰膝酸软、阳痿、遗精等。用于糖尿病时不加糖。

枸杞黄芪汤治糖尿病

◎ 枸杞子 15 克，黄芪 30 克，山药 30 克，生地黄 15 克，麦冬 15 克。水煎服，每日 1 剂。补肾益气，养阴生津。主治：糖尿病，消渴多饮，多尿，气短乏力，腰膝酸软。（经验方）

枸杞生地玉竹浸膏治糖尿病

◎ 枸杞子 500 克，生地黄 500 克，玉竹 500 克。制法：上药加水 5000 毫升，浸泡 1 宿，每日煎 1 次，取汁 1500 毫升，连续 3 日，共煎取药汁 4500 毫升，加热浓缩至 500 毫升，加核桃仁 200 克，黑芝麻 100 克，阿胶 200 克，共浓缩成膏，口服，每次 10 毫升，每日 2 次。主治：糖尿病（指征：空腹血糖 ＜ 10 毫摩尔／升，无肾功能损害时使用效果较好）、脑萎缩等各种肾精不足证。（《方药传真》陈卫川经验方）

按：糖尿病多因房事不节，劳伤过度，肾精亏损，虚火内生，或用温燥伤阴之剂致燥热内生，阴津日损。"火因水竭而益烈，水因火烈而益干"。肾虚肺燥胃热俱现。治疗当以滋阴润肺肾之膏剂调之。

 ## 地骨皮饮治消渴

◎ 地骨皮（锉）、土瓜根（锉）、天花粉（锉）、芦根（锉）各 45 克，麦冬（去心，焙）60 克，大枣（去核）7 枚。用法：上六味锉如麻豆；每 12 克，以水一盏，煎取八分，去滓温服，每日 2 次。治消渴日夜饮水不止，小便多。现代可用于糖尿病多饮、多尿。（《圣济总录》）

枸杞汤治消渴多饮

◎ 地骨皮（铧皮，即枸杞根）50克，石膏10克，小麦30克。上三味切，以水煮，麦熟汤成，去滓，适寒温饮之。治消渴唇干口燥。（《医心方》）

 三地降糖饮治糖尿病

◎ 地骨皮15克，生地黄15克，地锦草15克，苦参15克，麦冬10克，知母10克，僵蚕10克，南沙参12克，石膏30克，青黛5克，泽泻30克，黄连5克。水煎服，每日1剂。主治：非胰岛素依赖型糖尿病，症见口渴欲饮，消谷善饥，小便频，疲乏无力，形瘦，脉细数，舌红苔薄黄，只要辨证属肺胃积热，上方必效。注意：如尿崩症同样有口渴多尿，但不宜用本方，用后反增剧。（《方药传真》汪履秋经验方）

按：上方清肺胃之热，生津止渴。取效的关键是辨证结合辨病，既要有三消症状，又要有血糖高、尿糖高。

 枸杞叶茶治糖尿病

◎ 枸杞头60克。加水煎浓汁，当茶饮，每日1剂。用于糖尿病。（民

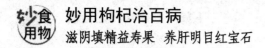

间验方）

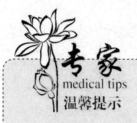

专家 medical tips 温馨提示

任何一种糖尿病类型，任何一位糖尿病病人，在任何时间内都需要进行饮食治疗。饮食治疗的作用表现在三个方面：一是能控制血糖；二是可降低体重；三是增加机体对胰岛素的敏感性。

糖尿病饮食治疗的原则包括：

① 控制总热量；

② 合理安排糖类、脂肪、蛋白质等营养物质的比例，做到科学、平衡地饮食；

③ 少食多餐，一天不少于三餐，一餐不多于 100 克是比较合适的吃法；

④ 高纤维饮食，利于血糖的下降和大便的通畅；

⑤ 清淡饮食，不吃糖，少吃盐；

⑥ 少喝酒。

妙用枸杞治中风后遗症

地黄枸杞龟肉汤治半身不遂

◎ 乌龟1只（约200克），干地黄30克，枸杞子20克，秦艽15克。制法：将龟去肠杂、斩块，把全部用料一齐放入瓦锅内，加清水适量，文火煮2小时，调味即可。服法：每日分2次，食肉饮汤。功用：益肾，养阴，通络。适用于中风后遗症之半身不遂，患肢挛缩、僵硬，头晕，面红，口干，腰酸，舌红少苔，脉细者。

黄芪枸杞猪肉羹治半身不遂

◎ 黄芪20克，枸杞子15克，当归10克，大枣6枚，猪瘦肉50～100克。制法：将猪瘦肉切成薄片，与前四味药共入锅中，外加生姜5片，葱白3段，大火煮沸改小火炖，煮至肉烂加精盐适量，味精少许即可。服法：每日1剂，分2次服用。可根据个人嗜好酌加麻油、花椒油等，端锅放温后即可食用。功用：补益精气、活血化瘀。适用于肾虚精亏型脑出血患者。临床表现为：音喑失语，心悸气短，腰膝酸软，肢体痿废，手足麻木，半身不遂，舌体胖大，边有齿痕，苔白，脉沉细无力者。

按：方中黄芪益气，枸杞子填精，当归养血活血，大枣温中补气，猪瘦肉富含蛋白质，滋阴润燥。全方共达补益精气、活血化瘀之功效。注意：禁用于头痛汗出，心烦口苦，动则易怒，面红目赤，腹胀嗳气者。合并糖尿病患者慎用。

枸杞归芪大枣瘦肉汤治中风后语言不利

◎ 枸杞子 15 克，当归 10 克，黄芪 30 克，大枣 10 枚，猪瘦肉 100 克。制法：将当归、黄芪布包，同其余诸味入砂锅中，文火熬至肉烂为度。服法：加少许食盐适量调味，饮汤食肉，每日 1 剂。功用：益肾通络。用于中风后肾虚精亏，气血不足，语言不利，心悸气短，腰酸脚弱。

黑豆枣杞汤治中风后智力低下

◎ 黑豆 100 克，枸杞子 20 克，小红枣 30 枚。制法：将上 3 味同置砂锅内，加水适量，文火煎煮，至黑豆酥即可。服法：每日 1 剂，吃黑豆、小红枣及枸杞子，喝汤，分 2 次服用。功用：滋养肝肾、补益心脾。适宜于中风后肝肾亏虚、心脾不足、腰膝酸软、头晕眼花、心悸健忘、面色白者服用，尤其适宜于记忆力减退兼见视力下降、神疲乏力者服食。

注意：湿热内盛者慎用。

杞精炖鹌鹑治中风后智力低下

◎ 鹌鹑1只，枸杞子、黄精各30克，盐、味精少许。制法：将鹌鹑宰杀，去毛及内脏，洗净，枸杞子、黄精装鹌鹑腹内，加水适量，文火炖酥，加盐、味精适量调味即成。服法：去除药渣后，吃肉喝汤，每日1次。功用：滋养肝肾，补精益智。适宜于中风后智力低下，记忆力减退；或肝肾不足、精血亏虚而见神疲乏力、腰膝酸软、眩晕健忘者服食。

按：鹌鹑是良好的益智食品，含有丰富蛋白质、无机盐、维生素等，有助于小儿发育、增进食欲、提高记忆力。脑力劳动者常食，能消除眩晕健忘症状，提高智力，有健脑养神之作用；枸杞子能补肾益精、养肝明目、抗疲劳、增强体力和智力；黄精能补脾润肺、养阴生津、强化筋骨、益智强身。几味同用更增加其滋补和益智作用。

杞叶炒猪心治中风后烦躁抑郁

◎ 猪心1具，枸杞叶150～200克。制法：猪心洗净切丁，用花生油按常法与枸杞叶炒熟。服法：佐餐服食，每日 1 剂。功用：补气血，益心肾。适用于中风后表现为躁狂抑郁，性情烦躁，心神不宁，多言善惊，睡眠欠佳者。

按：枸杞的嫩茎叶性味甘平，野生种则微苦微寒。《食疗本草》中认为其"坚筋耐老，除风，补益筋骨，能益人，去虚劳"。《日华子本草》说它"除烦益志，补五劳七伤，壮心气，去皮肤骨节间风"。据研究，枸杞的嫩茎叶含有多种营养素，以及丰富的锗、东莨菪碱、β-谷甾醇、葡萄糖苷、芸香苷、芦丁、甜菜碱等。近代研究证实，枸杞叶有明目、降血压、安神作用。猪心益心血，安心神，是中风后烦躁抑郁的食治良方。

枸杞山药煲猪脑治中风后烦躁抑郁

◎ 猪脑 1 具，枸杞子 15 克，怀山药 50 克。制法：将上三味洗净后同放入锅中，加适量清水、食盐、葱、姜，煲熟即成。服法：每日 1 剂，分 2 次服食。功用：补脾肾，安神志。用于中风后躁狂抑郁，情绪低落，表情淡漠，失眠头晕，肢体困乏。

按：猪脑，含钙、磷、铁比猪肉多。适用于中风气血虚亏之头晕头痛，烦躁抑郁，神经衰弱等虚弱之症。因猪脑所含胆固醇是常见食物中最高的一种，伴胆固醇增高的高血压或动脉硬化者，不宜长期食用。

妙用枸杞治腰痛

 ## 枸杞杜仲酒治肾虚腰痛

◎ 枸杞根（地骨皮）、杜仲、萆薢各 300 克，优质白酒 1500 毫升。将诸药以酒渍之，密封酒罐，放入锅中隔水煮 1 日。饮之任意，忽醉。主治肾虚腰痛。（《千金方》）

枸杞杜仲黑豆饮治肾虚腰痛

◎ 枸杞子 12 克，炒杜仲 15 克，黑豆 30 克。水煎服，每日 1 剂。功效：补肾强腰，用于肾虚腰酸腰痛，慢性腰肌劳损等。（《大豆妙用》）

 ## 枸杞茱萸茶治腰腿痛

◎ 枸杞子 20 克，山茱萸 15 克，杜仲 12 克，五加皮 9 克。用法一：上药加水适量煎煮 15 分钟，过滤取汁加少许蜂蜜冲泡，不拘时代茶饮用。用法二：上药共同研制成粗末，装入布袋内，沸水冲泡，不拘时代茶饮用。适用于肝肾阴虚腰腿痛之症。（《茶文化与保健药茶》）

枸杞归地茱萸茶治腰肌劳损

◎ 枸杞子 12 克，当归 12 克，熟地黄 12 克，山茱萸 12 克。用法一：上药加水适量煎煮 15 分钟，过滤取汁，代茶饮用。用法二：上药研制成粗末，装入布袋内，沸水冲泡，不拘时代茶饮用。用法三：当归、熟地黄切薄片，与枸杞子、山茱萸一起沸水冲泡，不拘时代茶饮用。适用于肝肾阴虚之腰肌劳损症。症见腰部酸痛，绵绵不已，喜揉喜按，膝软无力，劳累加重，休息后减轻，反复发作。偏阳虚者，多伴有畏寒肢冷，少腹拘急，舌质淡，脉沉细；偏阴虚者，多伴有五心烦热，口干咽燥，舌质红，脉细数。治宜补益肝肾，强筋壮骨。（《茶文化与保健药茶》）

枸杞当归酒治腰腿痛

◎ 枸杞子 90 克，当归 90 克，鸡血藤 90 克，熟地黄 70 克，白术 60 克，川芎 45 克，白酒 1000 毫升。将诸药洗净，切碎，共入纱布袋中，缝好，置入白酒中，密封月余，过滤去渣备用。口服：每日 2 次，每次 10～30 毫升，早、晚饮用。功能：滋阴养血，调补肝肾。适用于老年人阴血不足，肝肾两虚，腰腿酸痛，肢体麻木，步履困难，视物昏花，

记忆力减退。(《酒文化与养生药酒》)

按：方中枸杞子、当归、熟地黄滋阴补血，调补肝肾；鸡血藤；川芎补血，活血，通达经络；加白术健脾助运，以防滋阴之品腻膈。总观全方虽熔补肝益肾，养血滋阴之品于一炉，然补而不滞。颇适合老年人阴血不足，记忆力减退，皮肤干燥，毛发脆折，指甲乏华，头晕，视物昏花，肌肉内细胞水分减少，细胞间液增加，肌肉失去弹性，功能减退，肌肉和骨骼，韧带出现萎缩，并渐见僵硬，或骨质疏松，容易骨折等病症患者服用。

杞菊酒补肾养肝治腰痛

◎ 枸杞子 500 克，甘菊花 20 克，麦冬 100 克，细曲 250 克，糯米 5000 克。将糯米置锅中蒸熟，倒入净坛中，待冷备用；将细曲研末，备用。再将枸杞子、甘菊花、麦冬置砂锅中，加水 3000 毫升，置文

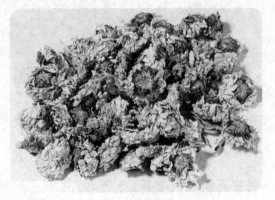

◇ 干菊花

火上煎煮，直至 3 药煮烂，取下候凉，倒入净坛中，加入细曲末，用

柳枝搅拌匀，密封，置保温处。14 日后开封，压榨去糟渣，贮入瓶中备用。口服：每日 2 次，每次 10～30 毫升，空腹温饮。功能补肾养肝。适用于腰酸腰痛，腰膝酸软，头目晕眩，视物模糊，神疲力倦等症。(《补肾益寿药酒方》)

健阳酒治肾虚腰痛

◎ 枸杞子、当归、补骨脂各 90 克，优质白酒 1000 毫升。将上药研成粗末，用净布袋装好，用酒浸泡，容器封固，隔水加热 30 分钟，取出容器静置 24 小时，次日即可饮用。每日 2 次，每次饮服 10～20 毫升。功能补肾阳，益精血。适用于肾阳虚。精血不足之腰痛，遗精，头晕，视力下降等症。(《同寿录》)

枸杞仙酒治腰腿疼痛

◎ 枸杞子、苍术（蒸烂）各 100 克，牛蒡根、牛膝各 50 克，秦艽、鼠粘子、防风、蚕沙、火麻仁、桔梗、羌活各 10 克，白酒 2500 毫升。将中药研碎或切碎，布包，与白酒一起置入容器中，密封浸泡，不时振摇，7 天即成。口服：每日 3 次，每次 30 毫升，温服。功能补肝肾，祛邪气。适用于中老年人肝肾不足，邪痹经脉，症见腰腿疼痛，或腰膝酸软，

肢体麻木，关节不灵活及风湿关节疼痛等。（《酒文化与养生药酒》）

枸杞叶炖猪腰治腰痛

◎ 猪腰 2 具，枸杞叶 150 克。将猪腰洗净切块，与枸杞叶加水炖汤，加少许盐及调味品，佐餐食用。用于非器质性病变引起的腰痛，如腰肌劳损等。（民间验方）

参杞乌龟汤治痹痛及筋骨疼痛

◎ 乌龟 1 只，枸杞子 20 克，高丽参 6 克，精盐、料酒适量。制法：将乌龟杀死洗干净，龟肉切成小块，与高丽参、枸杞子一起放入砂锅内，加水适量，以文火熬煮，至龟肉软熟，加精盐和料酒调味即可做成美味的参杞乌龟汤。用法：隔日 1 次，连食 10 次。功效：大补元气，强健筋骨，补肾壮阳。适用于痹痛（风湿及类风湿关节炎）、筋骨疼痛、腰膝酸软、神疲乏力、气短懒言、男子阳痿早泄、妇女赤白带下，性功能减退等。（《龟鳖妙用》）

下 篇

妙用枸杞
治 百 病

妙用枸杞治妇科杂病

 ## 枸杞杜仲酒治月经不调

◎ 宁夏枸杞子30～60克，杜仲30克，白酒250毫升。将前3味药浸于酒中3～5天后，即可取用。每日2次，每次饮服15～30毫升。引自《百病饮食自疗》。功能补肾调经。适用于经来先后不定，量少色淡，清稀，面色晦暗，头晕目眩耳鸣，腰膝酸软，小腹空痛，夜则尿多，大便不实。

 ## 枸杞常春酒治女子闭经

◎ 枸杞子、常春果各200克，好酒1500毫升。制法：将前2味药捣破裂，盛于瓶中，注酒浸泡7日后即可饮用。用法：每次空腹饮1～2杯，每日3次。主治：妇女羸瘦虚弱，腹中冷痛，肾虚肝血不足经闭。

 ## 二子二仙茶治女子闭经

◎ 枸杞子、菟丝子各15克，淫羊藿、仙茅各10克。每日1剂，水煎当茶饮。功效：补益肝肾，调理冲任。适用于肾气不足所致之闭经，症见月经后期量少渐至闭经，腰膝酸软，头晕目眩，健忘失眠，面色黯淡无华，苔少，脉细无力。

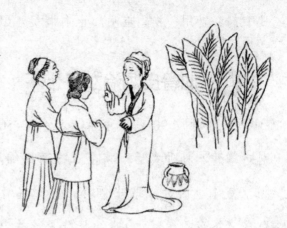

补肾止血汤治崩漏

◎ 枸杞子20克，桑椹20克，女贞子15克，当归30克，白芍20克，生地黄20克，墨旱莲10克，血余炭20克，地榆炭20克，侧柏炭25克，益母草30克，仙鹤草30克，紫珠草15克。随证加减，每日1剂，水煎2次取液600～900毫升，分3次口服。于下次月经前5天再服此方至血净。连续3个月经周期为1个疗程。期间停用其他止血的中西药。主治：崩漏，月经量多，经期延长等月经不调。（《方药传真》董克勤经验方）

固肾摄血汤治崩漏

◎ 枸杞子、熟地黄、山药各12克，蒲黄炭、山茱萸各10克，菟丝子20克，续断、党参、北黄芪各15克，海螵蛸18克。水煎服，每

日1剂。功用：滋肾益阴，止血调经。（《广西中医药》1989年第3期）

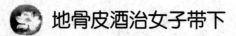 地骨皮酒治女子带下

◎ 地骨皮90克，萆薢、杜仲各50克，优质白酒1000毫升。分别对萆薢、杜仲炙后，将上3味药捣细，用好酒于净器中浸之，密封，隔水煮1小时许，取出候冷，收贮备用。不拘时，饮之，常令微醉。引自《圣济总录》。功能补肝益肾，祛湿止带。适用于妇女带下，风湿腰痛，小便频数、浑浊。

排卵酒治女子不孕症

◎ 枸杞子、女贞子、覆盆子、菟丝子、赤芍、白芍、鸡血藤、益母草、泽兰、苏木、刘寄奴、怀牛膝、生蒲黄各10克，柴胡6克，黄酒1000毫升。制法：将前14味捣碎，入布袋，置容器中，加入黄酒，密封，经常摇动，浸泡14天后，过滤去渣，即成。口服：每次服30毫升，日服2次。功能补益肝肾、活血调强、促排卵。适用于肝肾失养、气滞血瘀引起的卵巢功能不足，不孕等。注意：凡胃肠道有溃疡出血者忌服。（引自《药酒汇编》）

宜男酒治女子不孕症

◎ 枸杞子 60 克，当归 60 克，茯神 60 克，川牛膝 60 克，杜仲 60 克，龙眼肉 60 克，核桃肉 60 克，葡萄干 60 克，白酒 1500 毫升。上药制成粗末，装入绢袋，悬于瓷坛内，以酒浸泡，封固，隔水加热 30 分钟后，取出瓷坛埋土中，7 日后取起使用。服法：早、晚各服 2 盅。饮酒期间忌房事或避孕。此方源于清代《同寿录》。功能益精血，补肝肾，强筋骨，安心神。适用于肝肾亏虚，精血不足所致的月经不调、婚后不孕之症。

按：此药酒配方中枸杞子平补肝肾，益精养血；全当归、川牛膝养血活血；杜仲、核桃肉补肾强腰膝；龙眼肉、茯神益气血而安神；葡萄干有补气血、强筋骨的作用。全方用药平和，也适用于作保健酒服用，可使精血充盛、精神饱满、筋骨强健；并有改善生殖功能，调经种子的作用，名谓宜男酒，乃因此酒能协调生殖器官功能而得贵子之功。

枸杞子鱼胶汤益肾安胎

◎ 枸杞子 10 克，鱼胶 15 克，红糖适量。制法：枸杞子洗净加清水适量煮沸后，纳入捣碎的鱼胶（用鱼类的鳞、皮、鳔制得的明胶），烊化，煮沸后，纳入红糖调味服食。每日 1 剂，连续 3～5 天。功用：益肾安胎。适用于妇女肾气亏虚之胎漏，胎动不安。

枸杞黄芩治妊娠呕吐

◎ 枸杞子、黄芩各 50 克。置带盖瓷缸内，以沸水冲浸，待温时频频饮服，喝完后可再用沸水冲，以愈为度。共治疗 200 例，有效率达 95%。（《吉林中医药》1988 年第 1 期）

枸杞豆腐治妊娠呕吐

◎ 嫩豆腐 250 克，枸杞子 5 克，砂仁 5 克，香菜少许，蚝油 1 茶匙，香油半茶匙。做法：嫩豆腐用凉开水洗净，切成小丁装盘。枸杞子洗净，放入开水泡约 10 分钟，取出沥干，与香菜同排于豆腐上，备用。

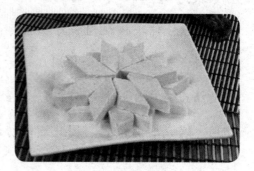

◇ 嫩豆腐

锅热，倒入蚝油少许，加水、砂仁，水煮开后加入香油，再淋于豆腐上。本方健脾止呕，理气安胎。适用于妊娠呕吐。

枸杞花生蛋调治孕妇贫血

◎ 枸杞子 10 克，花生 100 克，大枣 10 枚，鸡蛋 2 枚，红糖 50 克。先将花生仁、枸杞子煮熟，然后放入红糖、大枣、鸡蛋，再煮片刻食用。每天 1 次，连服 10 ～ 15 天。适用于孕妇贫血。

 ## 枸杞花生汤治产后脱发

◎ 枸杞子 25 克，花生仁 50 克，白糖适量。做法：将枸杞子用冷水淘洗干净待用。锅内加清水，放入花生仁煮熟后，加入白糖溶化，放入枸杞子稍煮，出锅装碗即成。功效：美容颜，乌发，明目。用于产后脱发。

枸杞黑豆炖羊肉治产后脱发

◎ 枸杞子 20 克，黑豆 30 克，羊肉 150 克，姜、盐适量。先将开水汆去羊肉腥味，再将枸杞子、黑豆与羊肉共放锅内，加水适量，煲 2 小时，加入味精即可食用，适于妇女产后脱发。

妙用枸杞治阳痿早泄

古医药文献中谓："枸杞子滋阴，不致阴衰，兴阳，常使阳举。"故古谚云"离家千里，勿食枸杞"，这说明它有添精兴阳的作用，对于性功能障碍者可谓是难得的滋补良药。《本草纲目》记载："久服坚筋骨，轻身不老，耐寒暑。补精气诸不足，易颜色，明目定神，令人长寿。"又进一步证明常服枸杞子能令人青春永葆。

枸杞蛤蚧酒补肾壮阳

◎ 枸杞子 250 克，蛤蚧 1 对（去头足），肉苁蓉 200 克，大枣 50 克，装广口瓶，低度白酒兑入需高于中药约 3 厘米，每天搅动，封存半个月后饮用。用于肾气虚损，肾阳不足引起的阳痿早泄、遗精尿频、腰冷酸痛、下肢无力等症。（《酒文化及养生药酒》）

枸杞油爆河虾治阳痿早泄

◎ 河虾 500 克，枸杞子 30 克。做法：将枸杞子洗净，其中一半加水煎煮，提取枸杞子浓缩汁 15 毫升，另一半置小碗内，上笼蒸熟，选择大的河虾，剪去虾须，洗净，沥干水分。将炒锅烧热，注入植物油，烧至八成热时，分两次投入河虾，炸至虾壳发脆，用漏勺捞出，沥干油。锅内留适量余油，投入葱末、姜末、白糖、料酒、精盐、味精、枸杞子浓缩汁和清汤，煮沸。稍稠后，投入虾和熟枸杞子，翻几个身，加入香油即成。功效：温补肝肾，助阳益气。用治肝肾虚寒，阳痿，早泄，遗精，小便频数或失禁。（《偏方验方全书》）

枸杞炖牛鞭温肾壮阳

◎ 枸杞子 40 克，牛鞭 1 具，调料适量。制法：牛鞭先用温水反复浸泡，发胀去净表皮，沿尿道剖开，再用清水洗净，冷水漂 30 分钟，然后放入盛器，加入枸杞子、花椒、生姜、葱白、绍酒、酱油、盐、味精等入锅内，隔水炖熟即可上桌供食。功用：暖肾壮阳，益精补髓。适用于阴阳两虚，精血亏损所致的腰膝酸软，遗精阳痿，形寒畏冷，神疲乏力，夜多小便等症。（《男科病千家妙方》）

九子回春汤治阳痿早泄

◎ 枸杞子、菟丝子、覆盆子各 25 克，金樱子、韭菜子、石莲子各

15 克，蛇床子、五味子、补骨脂各 5 克，熟地黄、淮山药各 50 克，淫羊藿 25 克。上药加水 600 毫升，煎煮取汁 200 毫升；二煎同上法，将两次药汁合为一处，贮于净器中。早、晚各服 100 毫升。功效：温阳益肾，固精止泄。用于肾虚精亏、命门火衰之阳痿早泄。（《泌尿生殖系病实用方》）

 ## 地骨皮二子汤熏洗治阳痿

◎ 地骨皮、蛇床子、五倍子各 15 克。用水煎 3 次，滤渣取汁，和匀，倾入搪瓷盆中，用时加温。于每日早、中、晚用毛巾浸湿，先熨龟头，晚上时间可长些，约 30 分钟，并用手抚摸，使阴茎勃起。15 天为 1 个疗程。此方还可治早泄。（《偏方验方全书》）

 ## 首乌二子饮治遗精早泄

◎ 何首乌 15 克，菟丝子、补骨脂、枸杞子各 10 克。水煎服，每日 1 剂。本方适用于遗精、早泄。（《新编常用中草药手册》）

 ## 二子猪脊骨药膳治早泄

◎ 枸杞子 15 克，金樱子、芡实各 20 克，黄柏、知母、山茱萸、牡丹皮各 12 克，生地黄、牡蛎（先煎）、龟甲各 30 克，猪脊骨 100 克。每日 1 剂，水煎服。功效：滋阴降火，补肾涩精。主治：阴虚火旺，扰动精室所致的早泄。服药期间节制性生活。《四川中医》1991 年第 5 期）

枸杞黄芪炖乳鸽治阳痿早泄

◎ 黄芪、枸杞子各 30 克，乳鸽 1 只。将乳鸽去毛及内脏洗净后与北黄芪、枸杞子放入炖盅内，加水适量，隔水炖熟。饮汤吃肉，3 日 1 次，连服 3 ～ 5 次。功效：补益心脾，固摄精气。主治：心脾亏损之早泄、阳痿等症。（《饮食疗法》）

枸杞女贞甲鱼汤治遗精滑精

◎ 甲鱼 1 只，枸杞子、山药各 50 克，麦冬 30 克，熟地黄、女贞子各 10 克，精盐、酱油、葱、姜、花椒、味精、香油各适量。做法：将甲鱼宰杀，去头及肠杂，洗净，切成块，入沸水中汆片刻，捞出，沥水；枸杞子、山药、麦冬、熟地黄、女贞子、葱、姜均洗净。山药、熟地黄切片；女贞子用纱布包好，扎紧口；葱、姜切碎。甲鱼、枸杞子、山药、麦冬、熟地黄、女贞子纱布包与葱、姜、花椒一起入锅，加入适量水，旺火烧开，改用文火煨至甲鱼肉熟软，去掉纱布药包，加入精盐、酱油、味精、香油调味即成。用法：分数次食完，食甲鱼肉，饮汤。功效：滋阴清热，健脾养肝，益肾固精。适合于阴虚火旺、遗精、滑精、腰膝酸痛、五心烦热者食用。（《龟鳖妙用》）

 ## 熙春酒益精助阳

◎ 枸杞子、龙眼肉、女贞子、生地黄、淫羊藿、绿豆各100克，柿饼500克。制法：将女贞子于冬至日九蒸九晒，生地黄洗净晒干，淫羊藿去毛切细，绿豆淘洗晒干，将各味药及柿饼和绿豆用纱布袋装好，放置坛中，加白酒4000毫升密封，浸泡30日。经常摇晃，过滤去渣。每次饮10～30毫升，每日1～2次。功用：养肾精，泽肌肤，润毛发，养容颜，葆青春。适用于肌肤枯槁，毛发稀少，容颜憔悴，肾亏早衰，性功能低下、阳痿、早泄、精少不育等。（《酒文化与养生药酒》）

 ## 杞菊调元酒治阳痿早泄

◎ 枸杞子、甘菊花、巴戟天、肉苁蓉各90克，白酒2000毫升。将甘菊花去茎、枸杞子去蒂，巴戟天去心后，上4味药共捣粗碎，白夏布包贮，置净器中，以白酒浸泡，密封，经7日后开取，再添入冷开水1500毫升。每日早、晚各1次，每次空腹温饮1～2杯。功能调元气，补肾阳，明耳目，久服可健身。适用于下元虚冷，阳痿早泄，筋骨酸痛。

巴戟天枸杞根酒治阳痿不举

◎ 巴戟天 150 克，枸杞根 70 克，牛膝 75 克，麦冬 100 克，干地黄 100 克，防风 45 克，白酒 1000 毫升。将中药共研粗末，装入纱布袋中，扎口，置于酒中。浸泡 15 日，过滤，去渣备用。用法：每日 3 次，每次 10～30 毫升，温饮。常令酒气相续为佳，勿致过量。功能：强肝益肾，补虚兴阳。主治虚劳羸瘦，阳痿不举，五劳七伤，诸般百病；并可开胃下食下气。注意：饮用期间，慎食生冷、猪、鱼、油、蒜等物。（《千金要方》）

加减：如患者肢冷畏寒可者加干姜、肉桂各 50 克；健忘加远志 50 克；虚劳自汗加黄芪 50 克；大虚劳加五味子、肉苁蓉各 50 克；阴下湿加五加根皮 50 克。每加 50 克药材则加白酒 100～150 毫升。此酒每年 9 月中旬配制，入 10 月上旬即服。药渣曝干研细末，随酒服之。

按：本方中巴戟天味辛、甘，性温。《神农本草经》将其列为上品，称其"主大风邪气，阴痿不起，强筋骨，安五脏，补中增志益气"。《本草经疏》称："巴戟天性能补助元阳，而兼散邪。"《本草求真》认为巴戟天"为补肾要剂，能补五劳七伤，强阴益精"。方中生地黄，古人认为"乃补肾家之要药，益阴血之上品"。牛膝补益肝肾，强筋壮骨，引诸药下行，二者配伍则滋精养血之功相得益彰。枸杞根即地骨皮，《本草纲目》中说："枸杞之滋益不独子，而根亦不止于退热而已……根乃地骨，甘淡而寒，下焦肝肾虚者宜之。"麦冬清心益肺，强阴益精。防风散肝疏脾，以防其滋腻之弊。

巴戟熟地枸杞酒治阳痿早泄

◎ 巴戟天 60 克，熟地黄 45 克，枸杞子 30 克，制附子 20 克，甘菊花 60 克，蜀花椒 30 克，白酒 1500 毫升。将上述前 6 味药材一起捣为粗末，放入干净的器皿中；再倒入白酒浸泡，密封 35 日后开取，过滤去渣备用。用法：每次 10～20 毫升，每日早、晚各服 1 次，将酒温热空腹服用。

按：方中巴戟天味甘、性温，补助元阳，而兼散邪，强筋骨，安五脏，为肾经血分之药；熟地黄能填精髓，长肌肉，生精血，补五脏内伤不足，通血脉，利耳目，黑须发，为滋精补血之要药；枸杞子味甘、性平，味重而纯，补阴补气，滋阴而不致阴衰，助阳而能使阳旺；菊花滋养肝肾，兼利血气；附子、川花椒：辅助巴戟天温肾壮阳。诸药合用，诚为补肾

壮阳，长肌肉，悦容颜之良方。最宜于肾阳久虚，阳痿早泄，腰膝酸软无力者服用。(《酒文化及养生药酒》)

 ## 助阳益寿酒治阳痿早泄

◎ 枸杞子、熟地黄、党参各20克，沙苑子、淫羊藿、公丁香各15克，远志肉、荔枝肉各10克，沉香6克，白酒1000毫升。将上药加工制成粗末，用细纱布袋盛之，扎紧口，置净瓦坛中，再将白酒全部倒入坛中，密封，置阴凉干燥处。经3昼夜后，稍打开盖，再置文火上煮数百沸，取下稍冷后加盖，再放入冷水中拔出火毒，密封后置于干燥处。经21天后开封。去掉药袋，即可饮用。服法：每日上午、晚上各1次，每次空腹温饮10～20毫升。功能：补肾壮阳，益肝养精，健脾和胃，延年益寿。适用于肾虚阳痿，遗精早泄，腰膝无力，血虚心悸，头晕目花，气虚乏力，面容萎黄，食欲缺乏及中虚呃逆，泄泻等症。但阴虚火旺者应慎用，服用期间禁服郁金。(《验方新编》)

 ## 枸杞滋补茶治遗精早泄

◎ 枸杞子10克，五味子6克。将二味药同入保温杯中，冲入开水300毫升，闷泡30分钟后，代茶饮用，每日1剂。功能：滋补肝肾，

养心敛汗，生津止渴。适用于肝肾不足，遗精，早泄，腰膝酸软，津少口渴，失眠，头晕，目眩等症。（《家庭秘制药酒药茶》）

五子衍宗茶治中老年肾虚阳痿

◎ 枸杞子、菟丝子各240克，覆盆子120克，炒车前子60克，五味子30克。将诸药共研为粗末，每用40～60克，纳入热水瓶中，用沸水适量冲泡，盖闷15～20分钟。频频饮用，1日内饮尽。功能：补肾益精。主治中老年人肾气不足，肾虚阳痿，伴见腰酸眩晕，尿后余沥不尽；或体弱乏力，腰酸膝软，萎靡不振，须发早白，过早衰老者。（《医学入门》）

王母桃茶治阳痿早泄

◎ 白术、熟地黄各60克，何首乌、巴戟天、枸杞子各30克。上药共研为粗末。每日用40～60克，置于热水瓶中，冲入适量沸水，盖闷浸泡20多分钟，即可饮用。于一日内饮完。功能：健脾运中，温补肝肾。主治：①肾阳不振，腹冷腰酸，腿膝软弱，阳痿早泄，或见失眠，梦遗。②肝肾虚亏，头晕目眩，全身乏力，腰腿酸软，胃口欠佳，纳谷不香；或消渴，体瘦。（《景岳全书》）

按：《景岳全书》将此方命名为"王母桃茶"，蕴涵服用后可以长生不老之意。方中熟地黄、何首乌、枸杞子补益肝肾；巴戟天重在温补肾阳；重用白术，意在健脾补中，且可免除补益肝肾药滋腻不化。《常用中草药》说巴戟天"补肾壮阳，强筋骨"，治"神经衰弱，阳痿，遗精，早泄，失眠"。现代研究认为它"有雄性激素样作用"。枸杞子是补益肝肾、明目的中药上品，《食疗本草》说服之令人"坚筋耐老"。本品主要含有胡萝卜素及多种维生素，有轻度抑制脂肪在肝细胞内沉积、促进肝细胞新生的作用，巴戟天、枸杞子在本方中也有举足轻重的作用。

熟地枸杞酒治精血不足之阳痿

◎ 熟地黄 60 克，枸杞子 30 克，檀香 1 克，白酒 750 毫升。将前3 味捣碎，入布袋，置容器中，加入白酒，密封，每日振摇数次，浸泡 14 天后即可取用。口服：每次服 20 毫升，日服 2 次。功能：养精血、补肝肾。适用于病后体虚、精血不足、阳痿、神疲乏力、腰膝酸软、须发早白等症。但脾虚气滞、痰多便溏者忌服。(《药酒汇编》)

枸杞核桃鸡丁治性功能减退

◎ 枸杞子 30 克，核桃仁 50 克，嫩鸡肉 200 克，鸡蛋 1 枚，精盐、味精、白砂糖、胡椒粉、鸡汤、芝麻油、干淀粉、绍酒、猪油、葱、姜、蒜各适量。制作：枸杞子择后洗净，核桃仁用开水泡后去皮，待用。鸡肉切成 1 厘米见方的丁，用食盐、味精、白砂糖、胡椒粉、鸡汤、芝麻油、湿淀粉兑成滋汁待用。将去皮后的核桃仁用温油炸透，兑入枸杞子即起锅沥油。锅烧热注入猪油，待油五成热时，投入鸡丁快速滑透，倒入漏勺内沥油；锅再置火上，放 25 克热油下入姜、葱、蒜片稍煸，再投入鸡丁，接着倒入滋汁，速炒，随即投入核桃仁和枸杞子炒匀即成。佐餐食用。适用于性功能低下，肾阳不足之阳痿。

按：本方用枸杞子益精明目，核桃仁补肺益肾，二者均能抗老益寿；主食嫩鸡肉营养丰富，补养气血。药食合用，共奏补肾壮阳，双补气血，明目健身之功。用于肾阳不足之阳痿、尿频，肺肾两虚之咳嗽、气喘，精血亏少之眩晕、便秘，以及身体虚弱之神疲、乏力、面色无华等症，有较好疗效。本方可作性功能低下、老年性慢性气管炎、老年便秘、贫血及营养不良患者之膳食。体弱或无病者常食，亦能健身益寿。

🦪 参杞烧海参治阳痿遗精

◎ 枸杞子 10 克，党参 10 克，玉兰片 50 克，水发海参 300 克。制法：党参洗净切片，用水煮法提取党参浓缩液 10 毫升，其余蒸熟；海参顺直切块用沸水烫好；玉兰片切薄片。锅内放素油 35 克，烧热，放入葱煸香，放入海参，加酱油20克，料酒15克，白糖、味精等略炒，加入清汤75克，煮沸至汤汁适宜时，加入党参浓缩液及玉兰片和枸杞子，用淀粉勾汁，淋上花椒油即成。功用：补脾胃，益精血。对阳痿遗精，体倦乏力，头晕眼花，腰膝酸软，小便频数，慢性肝炎，糖尿病，贫血，肺结核，神经衰弱者，都是较好的保健菜肴。也作癌症病人的辅助食疗。

杞精鹌鹑汤增强性功能

◎ 枸杞子、黄精各30克，鹌鹑1只，大葱、生姜、精盐、味精各适量。制法：将鹌鹑去皮及内脏，洗净沥干，将枸杞子、黄精装入鹌鹑腹内，放锅中，加水适量，放调料，用文火炖2小时，加味精调味，佐

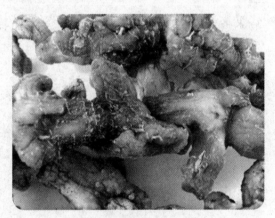

◇黄　精

餐食，每日2次，每次150～200毫升。功用：补肾益精，养肝明目，提高智力和体力。适用于肝肾不足，精血亏虚而致的性功能减退、早泄、遗精或疲劳乏力，腰膝酸软，眩晕健忘者，健康人常食有助于强体魄、增智力、激发活力，提高记忆力。

113

下 篇

妙用枸杞
治 百 病

妙用枸杞治男性不育症

嚼服枸杞治男性不育症

◎ 每晚取枸杞子 15 克洗净嚼服，以连服 1 个月为 1 个疗程，精液常规检查正常后再服 1 个月，服药期间应适当地节制房事。共治疗 42 例，结果经 1 个疗程治疗后精液常规检查转正常者 23 例，2 个疗程转正常者 10 例。(《新中医》1988 年第 2 期)

造精丸治精少不育

◎ 枸杞子 150 克，菟丝子 150 克，怀山药 200 克，鹿角胶、龟甲胶各 100 克，羊睾丸 5 具，红参 30 克，紫河车 150 克，熟地黄、肉苁蓉、覆盆子各 100 克，三七 50 克。上药共为细末，炼蜜为丸，如梧桐子大。每次 6～9 克，每日早、晚各服 1 次，淡盐汤送下。1 个月为 1 个疗程。功效：温阳益肾，填精补髓。治疗精少、精液不液化、功能性不射精所致男子不育。(《泌尿生殖系病实用方》)

养育汤治男子不育

◎ 枸杞子、车前子、覆盆子、五味子、菟丝子各50克，女贞子、补骨脂各30克，附子15克，巴戟天25克，黄芪30克。水煎服，每日1剂。1个月为1个疗程。加减：腰痛加狗脊、杜仲；阳痿加阳起石；滑精、早泄去车前子；性欲减弱加仙茅、淫羊藿。功效：补肾益精，助育续嗣。治疗精液异常所致男子不育。（《辽宁中医杂志》1990年第1期）

五子衍宗丸治精少不育

◎ 枸杞子、菟丝子（酒蒸，捣饼）各240克，北五味子（研碎）60克，覆盆子（酒洗，去目）120克，车前子（扬净）60克。制法：上各药俱择道地精新者，焙、晒干，共为细末，炼蜜为丸，如梧桐子大。用法：空腹时服90丸，睡前服50丸，温开水或淡盐汤送下，冬月用温酒

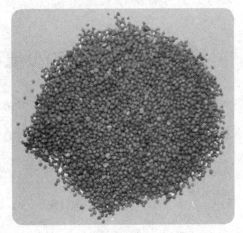

◇ 菟丝子

送下。功效：男服此药，填精补髓，疏利肾气，种子。主治：肾虚精少、

精弱，阳痿早泄，遗精，精冷，余沥不清，久不生育。(《摄生众妙方》卷十一)

注：若常有遗精、滑泄者，去车前子，加莲子。

多子酒治男性不育症

◎ 枸杞子、龙眼肉、核桃肉、白米糖各 250 克，白酒 3750 毫升。前 4 味药放绢袋内，扎紧袋口，同酒一起放入坛内，密封浸泡 21 日后取出。每日服 3 次，适量饮之，勿致醉。本方引自清代之《奇方类编》。功能：滋补肾阴，填精益髓。治无子。

九子生精酒治少精不育

◎ 枸杞子、菟丝子、覆盆子、车前子、五味子、韭菜子、女贞子、桑椹、黑芝麻各 50 克，九香虫 30 克，白酒 1000 毫升。制法：将前 10 味捣碎，置容器中，加入白酒，密封，浸泡 5～7 天后，过滤去渣，贮瓶备用。口服。每次服 15～30 毫升，每日 2～3 次。功能：阴阳并补、生化肾精。主治特发性少精症。证属先天不足或后天失调、精神疲乏、头晕耳鸣、健忘腰酸，或胸腹闷胀，或无自觉症状。(原载《名老中医秘方验方精选》)

三子酒治男性不育症

◎ 枸杞子 150 克，菟丝子 200 克，女贞子 150 克，路路通 100 克，38 ～ 50 度优质白酒 2000 毫升。将前 4 味药研成粗末，布袋装盛，扎紧袋口，放入瓷瓶中，加入白酒，浸泡 30 日后，即得。服法：每日早、中午饭前各服 20 毫升，晚睡前服 60 毫升，耐酒力强者可加服 10 ～ 15 毫升。60 日为 1 个疗程。在第 1 个疗程期间忌房事，60 日后继续服药酒并鼓励行房。功能：补肾益精，治疗男性不育症。据报道，用本方治疗男性不育症 28 例，经过 4 ～ 8 个月服用，其中性功能恢复正常，精子数目、活动力恢复正常，使妻子怀孕者有 21 例，有效者（性功能恢复正常、精子情况改善）6 例。（方引《河南中医》）

 ## 枸杞龙眼肉酒治精少不育

◎ 枸杞子、龙眼肉、核桃肉、白米糖各 250 克，烧酒 7000 毫升，糯米酒 500 毫升。制法：将前 3 味捣碎，入布袋，置容器中，加入烧酒、糯米酒和米糖（击碎），密封，浸泡 21 天后。过滤去渣，即成。口服：每次服 30 ～ 50 毫升，每日 2 次。验之临床多效。功能：补肝益肾、养血脉、抗衰老。适用于肝肾两虚、心脾血虚、面色萎黄、精神萎靡、

腰膝酸软、阳痿早泄、精少不育等症。（引自《药酒汇编》）

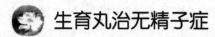 **生育丸治无精子症**

◎ 枸杞子、熟地黄、黄芪、五味子各80克，红参、鹿茸、山茱萸各60克，海狗肾、蛤蚧各1对。共为细末，炼蜜为丸。每次10克，每日2次。功效：温肾壮阳，填精充髓。用于治疗无精子症、精少、精弱或精冷不育。（《湖北中医杂志》1986年第1期）

生精汤治无精子症

◎ 枸杞子9克，炒韭菜子、菟丝子、补骨脂、肉苁蓉、生地黄、熟地黄、紫河车各12克，淫羊藿、制何首乌各15克。水煎服，每日1剂。加减：偏阳虚加鹿角胶6克，巴戟天9克，蛇床子9克；偏阴虚加桑椹12克，女贞子9克。功效：益肾壮阳，滋阴填精。治疗无精子症所致不育。（《江西中医药》1986年第4期）

按：本方治疗无精子症3例，其中1例婚后7年未育，服上方56剂后，复查精液常规示：每高倍视野见精子8～10个。续服至109剂，查精液常规：精液量4毫升，精子密度9100/毫升，精子活动力80%，畸形精子5%，液化时间<30分钟。4个月后其妻得以妊娠。

自拟生精汤治精少不育

◎ 枸杞子 20 克，鱼鳔胶 15 克，何首乌 20 克，菟丝子 15 克，覆盆子 15 克，韭菜子 12 克，五味子 8 克，党参 15 克，巴戟天 12 克，淫羊藿叶 12 克，黄芪 20 克，茯苓 15 克，鹿角胶 15 克。每日 1 剂，水煎 2 次温服，其中鱼鳔胶、鹿角胶以药汁送下。30 天为 1 个疗程。

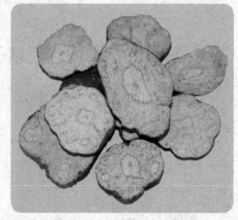

◇ 何首乌

功效：补益脾肾，填髓生精。适用于少精症。服药期间禁房事，精神愉快，少食辛辣、生冷、厚味及刺激性食品。用于临床效果满意。(《河南中医》1999 年第 1 期)

补肾填精汤治精少不育

◎ 枸杞子、菟丝子、五味子、覆盆子、车前子、何首乌各 12 克，当归、川续断各 15 克，黄芪 30 克，附子、仙茅、淫羊藿各 10 克，胎盘粉（冲）5 克。水煎服。每日 1 剂，30 天为 1 个疗程。功效：补肾填精，益气养血。

主治男性不育，精子过少，肾精亏虚型。(《上海中医药杂志》1991年第8期)

养血生精汤治无精子症

◎ 枸杞子15克，沙苑子20克，黄鱼鳔胶20克，当归20克，大枣20克。每天1剂，水煎2次，分2次饮服。可补气养血生精。用于气血不足，肾精亏虚之无精子症。(《男科病千家妙方》)

枸杞冬蛤生精饮治无精子症

◎ 枸杞子20克，麦冬、白芍、石菖蒲、合欢、茯苓、淫羊藿各15克，知母20克，山药10克，蛤蚧（去头足与皮，烘干碾成细末，分4份入汤药）1对。水煎服，每剂煎2次，日服2次，早饭与晚饭后服用50毫升。若气血两虚可加冬虫夏草10克；肝经湿热下注加

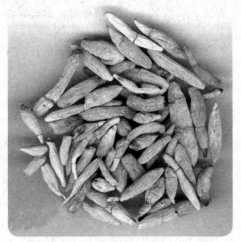

◇麦 冬

草薢10克，灯心草3克；心神惊恐加萱草10克，竹叶10克，远志10克。

患者体重 45～60 千克按上述剂量服用，如体重在 65～75 千克以上服药量可加倍。3 个月为 1 个疗程，4 个疗程统计疗效。功效：益肾填精，助气安神。主治无精子，遗精，滑精，头晕，耳鸣，腰酸乏力。（《辽宁中医》1990 年第 5 期）

枸杞二仙汤治阳虚精少

◎ 枸杞子 10 克，淫羊藿 15 克，肉苁蓉 10 克，仙茅 15 克。水煎服。每日 1 剂。功效：温肾益精。主治男性不育，肾阳虚衰，形寒怕冷，阳具不举，或举而不坚，精液常规检查无精子。（《中国中医秘方大全》）

益肾生精汤治死精子症

◎ 枸杞子、菟丝子各 20 克，淫羊藿、熟地黄、肉苁蓉各 15 克，黄芪 30 克，当归 10 克。随证加减：辨证属阴虚火旺者，熟地黄改生地黄，加知母、赤芍各 15 克，蒲公英 30 克；属湿热下注者，加萆薢、车前子各 15 克，土茯苓 30 克；属肝郁血瘀者，加柴胡、赤芍、白芍各 10 克，郁金 15 克；属肾气亏虚者，加巴戟天 15 克，山药 30 克。用法：水煎服，每日 1 剂，1 个月为 1 个疗程。功效：益肾生精。主治：死精症。（《湖

北中医杂志》2002 年第 8 期）

 ## 枸杞验方治精液不液化

◎ 枸杞子 50 克，五味子、车前子、覆盆子、女贞子、肉苁蓉、穿山甲各 20 克，赤芍 30 克，红花 25 克。水煎服，每日 1 剂。功效：益肾活血化精。主治男性不育，精液不液化，舌质红有紫气，苔薄，脉弦涩。

（《辽宁中医杂志》1992 年第 3 期）

按：精液排出体外后 1 小时（室内温度下）以上不能液化者称为精液不液化。精液不液化是导致男性不育的常见原因之一，不液化的精液在显微镜下可见精子凝集成团，不能活动或只缓慢蠕动。此种精液中的精子在女性生殖道内的运动明显受到阻碍，精子不可能上行进入宫颈管、子宫腔及输卵管，不能与卵子相遇，因此，不能使女方受孕。

 ## 液化散治精液不液化

◎ 枸杞子 30 克，菟丝子 30 克，覆盆子 30 克，五味子 30 克，车前子 30 克，木通 24 克，枳壳 6 克，大黄 6 克。上药焙干后共研成细末，每日 2 次，每次 6 克，温开水冲服，连服 2 周为 1 个疗程。功效：温阳补肾，滋阴通淋，清热解毒。适用于精液不液化。忌辛辣食物，节欲。

（《陕西中医》1992 年第 122 期）

 ## 补肾通精汤治不射精症

◎ 枸杞子 10 克，菟丝子 10 克，五味子 10 克，车前子 10 克，补骨脂 10 克，女贞子 10 克，桑椹 10 克，熟地黄 10 克，山茱萸 10 克，仙茅 10 克，淫羊藿 10 克，黄芪 9 克，当归 9 克，川牛膝 9 克，急性子 6 克，蜈蚣 2 条。每日 1 剂，水煎空腹服，30 日为 1 个疗程。服药期间戒烟酒。功效：补肾通精。用于肾虚精瘀之不射精症。（《陕西中医》1993 年第 11 期）

按：不射精症是男性不育的主要原因之一。本组治疗性功能障碍 60 例，结果：每次同房均能在阴道内射精者为痊愈，共 45 例；同房时有时能射精，有时不能射精者为好转，共 8 例；经治疗 4 个疗程以上仍不能射精者为无效，共 7 例；总有效率为 88.3%。服药后均有性欲增强感，多数患者服药 1 个疗程见效，最短 1 周，最长 4 个月。

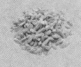

下　篇

妙用枸杞
治　百　病

妙用枸杞治须发早白

 ## 杞子黑豆生发汤滋养头发

◎ 枸杞子 12 克，黑芝麻 30 克，黑豆 30 克，白糖 20 克。水煮约 30 分钟后，连汤药同食。服法：每日 1 次。功效：连服 60 天为 1 个疗程。本品可滋养生发，治须发早白，对失眠多梦者亦有良效。（《大豆妙用》）

 ## 经验乌须酒治须发早白

◎ 枸杞子 60 克，生地黄汁 80 克，醇酒 1000 毫升。将枸杞子捣碎，同酒盛于瓷器内，浸 20 天，开封添生地黄汁搅匀，再密封 1 个月即成。每日早、晚空腹温饮 20～30 毫升。功能乌须养颜，使身轻体健。适用于阴虚血热，须发早白，头晕目眩，口干舌燥等症。（《万病回春》）

 ## 乌须黑发药酒治须发早白

◎ 枸杞子、当归、生地黄、人参、莲子心、桑椹、何首乌各 120 克，五加皮 60 克，黑豆（炒香）250 克，槐角子 30 克，没石子 1 对，墨旱莲 90 克，五加皮酒 1500 毫升。将前 12 味切片或捣碎，入布袋，置容器中，加入五加皮酒，密封，浸泡 21 天后，压榨以滤取澄清液，贮瓶备用。药渣晒干，共研细末，为丸，如梧桐子大，备用。口服：每日适量饮用，并送服丸药 6～9 克。(《治疗与保健药酒》)

按： 本方是在"一醉不老丹"固敛精气的基础上，增加了滋补肝肾、益气养血之药效成分，肝肾精血充盛，须发就能得到较好的润养。本方意在补肝肾、益气血、祛风湿、乌须发、固肾气。适用于肾气不固、肝肾不足、气血虚弱所致的腰酸、头晕、遗精、须发早白、肢软乏力等症。注意：本药酒所指五加皮酒应是用单味南五加皮酿制，或白酒浸制而成的药酒。不可使用其他复方五加皮酒，以免使配方成分混杂，影响使用效果。

却老酒乌发养颜

◎ 枸杞子、甘菊花、麦冬、焦白术、熟地黄、石菖蒲、远志各 30 克，茯苓 35 克，人参 15 克，肉桂 12 克，何首乌 25 克，醇酒 1800 毫升。将上药共捣为粗末，装入绢袋或细纱布袋，扎紧口放入坛中，倒入醇酒，加盖密封，春夏 5 日，秋冬 7 天开取，去渣备用。每日早、晚各 1 次，每次饮服 10～15 毫升。功能补益精血。适用于精血不足，身体衰弱，容颜无华，毛发憔悴等症。服药酒期间忌食萝卜、莱菔子，生葱、大蒜。

（《酒文化与养生药酒》）

五精酒乌发养颜

◎ 枸杞子500克，松叶600克，黄精400克，白术400克，天冬500克，糯米12.5千克，细曲1.2千克。先将细曲加工成细末，备用；枸杞子、黄精等药置于大砂锅中，加水煮至1000毫升，待冷备用；若无大砂锅，可分数次煮；将糯米淘净，蒸煮后沥半干，倒入净缸中待冷；再将药并汁倒入缸中，加入细曲末，用柳枝搅拌匀，加盖密封，置保温处；待21日后开封，压榨去糟渣，过滤装瓶备用。用法：每次10～20毫升，每日2次，将酒温热空腹服用，或每次随量饮之。功能：补肝肾，益精血，健脾，祛风湿。适用于体倦乏力，食欲缺乏，头晕目眩，须发早白，肌肤干燥易痒等症。五精酒是古人常用的延年益寿药酒。（《外台秘要》）

下 篇
妙用枸杞
治 百 病

妙用枸杞治外科疮疡

枸杞子外用治压疮

◎ 枸杞子 50 克，烘脆研末，麻油 200 毫升熬沸，待冷倒入枸杞子粉，加冰片 0.5 克搅匀，外敷疮面，每日 1 次。

枸杞子膏治冻疮

◎ 枸杞子 20 克，白芷 5 克，吴茱萸 5 克，分别烘脆研末，加香脂适量调成膏状，涂于患处，每隔 4～6 小时涂 1 次，连用 5 天可愈。

枸杞子膏治疔疮痈疖

◎ 枸杞子 15 克，烘脆研末，加凡士林 50 克制成软膏，外涂患处，每日 1 次，一般 3～5 日可愈。主治疔疮痈疖。

枸杞子治烧烫伤

◎ 枸杞子 40 克，烘脆研细末，麻油 120 毫升加热至沸，离火倒入枸杞子粉搅匀，以消毒药棉蘸浸药油涂于患处，局部包扎，每6小时涂药1次，一般30分钟痛减，5天痊愈。

地骨槐花煎治痔

◎ 地骨皮60克，升麻9克，桃仁12克，槐花60克，地榆60克，野菊花30克，败酱草30克，五倍子30克。用法：上药水煎去渣，趁热熏洗肛门，每日2～3次，连续1周，可用于治疗各型外痔。

枸杞地龙散治痔

◎ 枸杞根、地龙（捣）。枸杞根选取新者，刮去浮赤皮，只取第二重薄白皮，暴干捣罗为末，每剂用枸杞根白皮30克，加入地龙末3克，和匀，先以热虀汁洗涤患处，用药撒敷疮面，每日可用3次。（《圣济总录》）

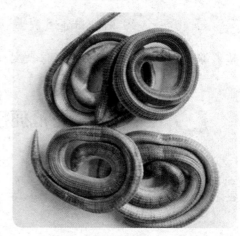

◇ 地 龙

妙用枸杞
治 百 病

妙用枸杞治眼科病证

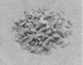

四神丸补肾明目

◎ 甘州枸杞子 480 克。将枸杞子用优质白酒润透，分作四等份各 120 克。一份用花椒 30 克拌炒，一份用小茴香 30 克拌炒，一份用芝麻 30 克拌炒，一份用川楝肉 30 克拌炒，然后拣出枸杞子。再将枸杞子加熟地黄、白术、白茯苓各 30 克，共研细末，炼蜜为丸如梧桐子大。每次 6 克，日服 3 次，淡盐水送下。治肾经虚损，眼目昏花，或云翳遮睛。（《瑞竹堂方》）

枸杞酒治肝虚下泪

◎ 枸杞子 250 克，糯米酒 1500 毫升。枸杞子用布袋包好，放入酒坛中，倒入米酒，密封坛盖，浸 3～7 日。依量饮之，勿醉。治肝虚下泪（见风流泪），补虚，去劳热，长肌肉，益颜色，肥健人。（《千金方》）

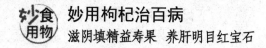
地骨皮煎治天行赤目暴肿

地骨皮 100 克，加水 1000 毫升，煎至 800 毫升，去滓滤汁，药汁中加入盐 10 克，频频熏洗眼部。用于天行赤目暴肿，即现代所说的"红眼病"。（陇上谢道人《天竺经》）

二子菊花胶囊养肝明目

◎ 枸杞子 100 克，女贞子 100 克，杭菊花 50 克。将诸药焙干，共研细末或装入胶囊，每天 3～4 次，每次服 15 克。适用于因肝血不足引起的双目干涩、视物不清、头晕眼花、视物疲劳等症。

枸杞菊花茶治夜盲症

◎ 枸杞子 6 克，白菊花 6 克。开水冲泡，代茶饮，每日 1 剂。适用于夜盲症，视力衰退。

枸杞核桃羹治视力减退

◎ 枸杞子 150 克，核桃仁（微炒去皮）300 克，大枣（去核）250克，与鲜猪肝 200 克同切碎，放瓷盆中加少许水，隔水炖 30 分钟后备用。每日取 2～3 汤匙，打入 2 枚鸡蛋，加糖适量蒸为羹。有益肾补肝、养血明目的作用，可改善近视、视力减退及头晕健忘、腰膝酸软等症状。

枸杞车前叶治目涩有翳

◎ 枸杞叶 60 克，车前草叶 30 克。共绞取汁，以桑叶包裹药汁，用线扎紧，悬阴凉地方一夜。取汁点之，每日 3～5 次。治眼睛干涩，云翳障眼。（《十便良方》）

枸杞菜煮鸡蛋治急性结膜炎

◎ 枸杞菜 60 克，鸡蛋 1 枚。煮汤，加油盐调味服，每天 1 次。功效：清火明目，用于急性结膜炎。

杞菊红茶治视力减退

◎ 红茶 1 克，枸杞子 10 克，白菊花 10 克，食盐 10 克。用法：先将盐炒热，后加入枸杞子炒至发胀即可筛去盐，取枸杞子、菊花、红茶以开水冲泡代茶饮用。功效：养肝明目，疏风清热。用于视力减退、目眩、夜盲症。（民间验方）

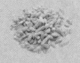

下 篇

妙 用 枸 杞
治 百 病

枸杞治杂病精方选粹

枸杞散治慢性萎缩性胃炎

◎ 选宁夏枸杞子洗净，烘干，打碎分装，每日 20 克，分 2 次于空腹时嚼服，2 个月为 1 个疗程。临床报道用此方治疗慢性萎缩性胃炎 20 例，显效 15 例，有效 5 例。（《中医杂志》1987 年第 2 期）

参杞地黄酒治贫血及营养不良

◎ 枸杞子 350 克，生晒参 20 克，熟地黄 100 克，冰糖 400 克，白酒 1000 毫升。将生晒参片、枸杞子用纱布袋装上扎口备用。冰糖放入锅中，用适量水加热至沸，炼至色黄时趁热用纱布过滤去渣备用。白酒装入酒坛内，将装有生晒参、枸杞子的布袋放入酒中加盖密闭浸泡 10～15 天，每日搅拌 1 次，泡至药味尽淡，取出药袋，用细布滤除沉淀物，加入冰糖，搅匀，再静置过滤，澄明即成。每日饮 10～20 毫升，可强壮抗衰老，补阴血，乌须发，壮腰膝，强视力，活血通经，适用于病后体虚及贫血、营养不良等患者饮用，无病常饮，亦有强身益寿

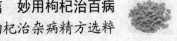

之功。(《人参妙用》)

杞枣黑豆煲猪骨治贫血

◎猪骨(或羊骨)250克,枸杞子15克,黑豆30克,大枣(去核)10枚。加水适量煮熬后去骨,用食盐少许调味,饮汤食杞枣黑豆。功能:补精生血。对于体弱贫血患者均宜。此方配合生血丸治疗再生障碍性贫血有疗效。(《大豆妙用》)

枸杞枣仁酒治失眠

枸杞子45克,酸枣仁30克,五味子25克,香橼20克,何首乌18克,大枣15克,白酒1000毫升。上方药物,加酒共浸1周后滤出备用。用法:每晚睡前服20～30毫升。功能:补肾滋阴、安神清心。主治:失眠伴腰膝酸软、五心烦热者,对肝肾阴虚、入睡迟者效佳。(《酒文化与养生药酒》)

泻白散治小儿肺热

◎地骨皮、桑白皮(炒)各30克,甘草(炙)3克。上锉散,入粳米一撮,水二小盏,煎七分,饭前服。治小儿肺热,气急喘嗽。(《小

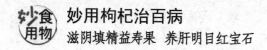
儿药证直诀》）

枸杞黑豆花生粥调治小儿佝偻病

◎ 糯米 60 克，枸杞子 15～30 克，黑豆 30 克，连衣花生仁 30 克。做法：将糯米洗净，加入黑豆、枸杞子、花生仁，加水适量，熬成粥即可。用法：早、晚分服。功效：补中益气，健脾补肾，乌发黑发。适用于小儿佝偻病，形瘦骨瘦，头发干燥枯黄。

地仙散治骨蒸肌热

◎ 地骨皮（洗，去心）、防风（去钗股）各 30 克，甘草（炙）6 克。共研细末，每服 6 克，以水一盏，加生姜 3 片，竹叶 7 片，煎服。治骨蒸肌热，解一切虚热烦躁及大病后烦热，生津液。（《本事方》）

地骨皮散治虚劳发热

◎ 地骨皮 60 克，柴胡（去苗）30 克。上二味共研为细末，每次 6 克，每日 2 次用麦冬 10 克煎汤调下。治虚劳发热（包括一切虚劳烦热），午后潮热，五心烦热。（《圣济总录》）

枸杞汤治虚劳口渴

◎ 枸杞根白皮（切）50克，麦冬20克，小麦20克。上三味，以水800毫升，煎煮至小麦烂熟，药成去滓，每日分2次内服。治虚劳口中苦渴，骨节烦热。（《千金方》）

地骨皮汤治口疮

◎ 柴胡、地骨皮各9克。水煎服之。治膀胱移热于小肠，上为口糜，生疮溃烂，心胃壅热，水谷不下，小便黄赤。（《兰室秘藏》）

地骨皮汁治血淋

◎ 用新鲜地骨皮洗净，捣取自然汁15毫升，内服。无汁则用地骨皮30克（鲜品60克）加水500毫升，煎取药汁200毫升，加黄酒15毫升，饭前温服。治血淋，小便带血。（民间验方）

地骨皮治牙髓炎疼痛

◎ 地骨皮30克。加水500毫升，煎至50毫升，过滤后以小棉球蘸药液填入已清洁之牙窝洞内即可。经治11例牙髓炎牙痛患者，均有明显止痛效果。有的用药后 1 分钟即止痛。

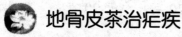 ## 地骨皮茶治疟疾

◎ 鲜地骨皮 30 克，茶叶 3 克，水煎后于发作前 2 ～ 3 小时顿服。
试用于 150 例疟疾患者，其中 145 例均控制发作，有的服 1 剂即见效。（经验方）